Kristina Klages

Demenz und Retraumatisierung

Herausforderungen in der Altenpflege von jüdischen Holocaust-Überlebenden

Bibliografische Information der Deutschen Nationalbibliothek:

Die Deutsche Nationalbibliothek verzeichnet diese Publikation in der Deutschen Nationalbibliografie; detaillierte bibliografische Daten sind im Internet über http://dnb.d-nb.de abrufbar.

Impressum:

Copyright © ScienceFactory 2018

Ein Imprint der Open Publishing GmbH

Druck und Bindung: Books on Demand GmbH, Norderstedt, Germany

Covergestaltung: Open Publishing GmbH

Inhaltsverzeichnis

Abkürzungsverzeichnis

AMCHA	Nationale Zentrum für Psychosoziale Unterstützung von Holocaust-Überlebenden und deren Familien in Israel
APA	American Psychatric Association
Co. KG	Compagnie Kommanditgesellschaft
DCM	Dementia Care Mapping
Dr.	Doktor
DSM	Diagnostic and Statistical Manual of Mental Disorders
DVAT	Demenz vom Alzheimer-Typ
GmbH	Gesellschaft mit beschränkter Haftung
Hrsg	Herausgeber
I	Interviewer
ICD	International Classification of Diseases
KZ	Konzentrationslager
NDR	Norddeutscher Rundfunk
NS	Nationalsozialismus
NSDAP	Nationalsozialistische Deutsche Arbeiterpartei
OHG	Offene Handelsgesellschaft
P1	Person 1
P2	Person 2
PL	Pflegedienstleitung
PTBS	Posttraumatische Belastungsstörung
S	Seite
SPD	Sozialdemokratische Partei Deutschlands
vgl	Vergleiche
WHO	Weltgesundheitsorganisation

1 Einleitung

Das dritte Reich hinterließ tiefe Spuren in unserer Zivilisation. Dieser Einfluss ist trotz der seither vergangenen Zeit nicht geringer geworden. Die Machtergreifung und das Leben, wie es sich unter den Nationalsozialisten abspielte, stellen immer noch gegenwärtige Fragen unter den aktuell jungen Menschen dar (vgl. Mosse, 1978, S. 1).

Vor Beginn des zweiten Weltkrieges stellten die Juden eine religiöse und traditionelle Minderheit in Deutschland dar. Durch führende Rollen in Wirtschaft, Politik und Kultur besaßen sie aber als Sprach- und Kulturgemeinschaft ebenfalls eine Zugehörigkeit zum deutschen Staat. Ein unterschwelliger Antisemitismus war im Jahr 1932 in den meisten Staaten Europas, besonders Osteuropa, England, den Niederlanden und Österreich zu verspüren (vgl. Pentzlin, 1985, S. 165). Diese Diskriminierung wuchs besonders im deutschen Reich stark an und führte zu einem deutschen Zerrbild einer feindlich gesonnenen Schar fremdartiger Schmarotzer, die als politisches Instrument missbraucht wurden (vgl. Benz, 2008, S. 16). Der anschließende Völkermord an Millionen von Juden ist als tiefste Wunde der deutschen Geschichte anzusehen.

Die Überlebenden des Holocausts, die durch traumatische Erlebnisse für ihr Leben geprägt sind, sind in der jetzigen Altersschicht von 70- bis 90 Jahren wieder zu finden. Die psychosozialen Folgen der Erfahrungen infolge des Holocausts sind in Arbeiten mit diesen Menschen zu wenig wahrgenommen worden. Das Leben dieser Generation ist durch das Schweigen über die seelischen Auswirkungen dieser Erfahrungen, wie zum Beispiel Ängste, Flucht, Vergewaltigungen und Misshandlungen geprägt. 50-65 % der Holocaust-Überlebenden leiden an posttraumatischen Belastungsstörungen (vgl. Liebermann, 2009, Folie 3). Demnach ist ein professioneller Umgang mit unverarbeiteten Traumata jener Menschen für das Pflegepersonal unumgänglich und zwingend erforderlich. Das Wiederaufbrechen von Traumata, die Retraumatisierung, ist eine entscheidende Aufgabe von Sozialarbeitern in der Berliner Jüdischen Gemeinde (vgl. Jahn, 2008). In der jüdisch-christlichen Budge-Stiftung in Frankfurt am Main sind Berichten zufolge Aufforderungen wie beispielsweise zum Duschen als Auslöser für die Retraumatisierung anzusehen. Des Weiteren spielt der Zusammenhang zwischen einer Demenzerkrankung und einer Retraumatisierung eine entscheidende Rolle, die durch einschlägige Literatur nachgewiesen ist (vgl. Weitzel-Polzer, 2002, S. 190-198).

2 Aufgabenstellung und Zielsetzung der Arbeit

Die Generation von Menschen, die in die Fürsorge der Altenhilfe und Pflege hinein kommen, ist die Altersgruppe, die den zweiten Weltkrieg unmittelbar als Kinder und Jugendliche erlebt hat. Nicht nur bei Holocaust-Überlebenden und Verfolgten, sondern auch bei anderen Menschen bestehen Traumatisierungen in Folge von Bombardierungen, Fluchterfahrungen und sozialen Verlusten (vgl. Fooken, 2007, S. 4).

Diese Arbeit jedoch befasst sich speziell mit jüdischen Überlebenden des Holocausts, die sich aufgrund ihrer gesundheitlichen Lage in Pflegeeinrichtungen befinden. Die Anpassung der Altenhilfe an die Bedürfnisse der Holocaust-Überlebende steht hierbei im Vordergrund. Besonders der Zusammenhang zwischen einer Retraumatisierung und einer Demenzerkrankung soll dargelegt werden. Dabei stellt sich die Frage, was genau bei Demenzerkrankten zu beachten ist, um eine Retraumatisierung zu vermeiden. Hierfür ist eine kurze Krankheitsbeschreibung der Demenz notwendig, um zu erarbeiten welche Aspekte der Demenz Anteil an Retraumatisierungen haben. Es ist zu klären, ob die Demenzerkrankung einen verstärkenden Faktor für Retraumatisierungen darstellt. Bei einem tatsächlichen Zusammenhang zwischen Demenz und Retraumatisierung ist dieser Faktor bzw. diese Faktoren darzulegen und zu bestimmen. Hierbei wird von der Fragestellung ausgegangen, ob Retraumatisierungen bei demenzerkrankten Menschen häufiger und auch vielleicht intensiver auftreten. Zudem soll diese Arbeit eine weitere Betrachtung des Pflegepersonals aufnehmen, um zu erörtern, inwieweit das Pflegepersonal das Eintreten von Retraumatisierungen überhaupt, und wenn ja, wie wahrnimmt.

Für die Beleuchtung dieser Fragen und Zusammenhänge ist eine Recherche in der deutschen Geschichte und in dem Versorgungssystem der Altenpflege in Bezug auf Holocaust-Überlebende, die damals noch Kinder und Jugendlich waren, notwendig. Hierfür werden traumatische Erlebnisse der betroffenen Menschen ermittelt, um auf Auslöser für die Retraumatisierungen schließen zu können. Weiterhin werden in einem jüdischen Altenwohnheim in dem Überlebende des Holocausts betreut werden, Interviews mit Pflegenden geführt.

Das Ziel dieser Arbeit ist die Darlegung einer möglichen Schnittstelle zwischen Demenz und Retraumatisierung. Außerdem soll die Aufnahme des theoretischen Ansatzes nach Kitwood zur Pflege demenziell erkrankter Menschen, als Grundmodell dienen, um Aspekte der pflegerischen Entscheidungen in der Altenhilfe bei traumatisierten und demenzerkrankten jüdischen Menschen theoretisch zu begründen.

3 Historischer Hintergrund

Innerhalb dieses Kapitels werden der historische Hintergrund und ein Teil der Geschichte des Judentums dargestellt. Für eine spätere Betrachtung demenzkranker Holocaust-Überlebender, die Retraumatisierungen ausgesetzt sind, sind die Darstellungen ihrer Geschichte und ihres Erlebten notwendig.

Vor der „Machtübernahme" Hitlers am 30. Januar 1933 kristallisierte sich eine rechtsradikale Bewegung innerhalb Deutschlands heraus. Die Mandatsverteilungen bei den Wahlen von 1912 bis 1933 zeigten einen ständigen Zuwachs der Rechtsradikalen. Im Jahr 1932 überwog zum ersten Mal die NSDAP mit 230 Mandaten die mit 133 Mandaten geschlagene SPD (vgl. Eitner, 1990, S. 14). Aus dieser rechtsradikalen Bewegung entwickelte sich eine Macht, die verantwortlich ist für die organisierte Ermordung von rund 6 Millionen Juden. Dieser Völkermord wird als Holocaust bezeichnet. Der Holocaust bezeichnet also die Ermordung jener Menschen, die im deutschen Reich zur Zeit des zweiten Weltkrieges als Juden definiert wurden.

Juden sind die Angehörigen des jüdischen Volkes, welches sich über das Judentum definiert. Das Judentum beinhaltet die Kultur, Geschichte, Religion und Tradition des sich selbst sehenden Volkes Israels. Die Religionsgemeinschaft besaß über Jahrhunderte hinweg kein eigenes Gebiet, bis Mitte des 20. Jahrhunderts der Staat Israel gegründet wurde.

Mitte der zwanziger Jahre lebten in Deutschland rund 568.000 Juden, was 0,90 % der Gesamtbevölkerung ausmachte. Die Anzahl sank im Jahre 1933 auf 503.000 Juden (vgl. Eitner, 1990, S. 375). Trotz ihrer relativ geringen Anzahl präsentierten die Juden einen hohen Anteil an Universitätsprofessoren, Ärzten und Rechtsanwälten. Die Tatsache, dass Juden als intellektuelle Gruppe angesehen wurden, erregte Neid und führte zu einem stetig wachsenden Antisemitismus. Dieser „Judenhass" erwies sich als das zentrale Ziel Hitlers und wuchs ab seiner Machtergreifung zu einer Staatsideologie (vgl. Hildebrand, 1987, S. 95-98). Als Beginn des Leidensweges der Juden wird der am 1. April 1933 organisierte Boykott jüdischer Geschäfte dargelegt. Dieser vollzieht sich bis 1939 für jedermann sichtbar und zieht Entrechtungen, Bedrohungen und Erniedrigungen nach sich. Bis 1938 wandern nur rund 170.000 Juden aus Deutschland aus. Eine weitaus höhere Abwanderung der Juden scheiterte zum Teil an restriktiven Immigrationsbestimmungen von vielen anderen Staaten (vgl. Zitelmann, 1989, S. 127). Die Auseinandersetzung der deutschen Bevölkerung mit dem Schicksal der jüdischen Mitbürger gerät nach Kriegsbeginn im Jahr 1939 in den Hintergrund. Die Aufmerksamkeit der Bevölkerung liegt größtenteils auf der Konfrontation mit dem unmittelbaren zweiten Weltkrieg. Erst im Herbst 1941 entwickelt sich innerhalb der Bevölkerung des deutschen Reiches durch die beginnenden Deportationen von Juden ein Nachdenken. Das bevorstehende schlimme und ungewisse Schicksal der Juden wurde durch die Sprachregelung der Absiedlung entkräftet und verschwand weitgehend aus dem öffentlichen Bewusstsein. Die organisierte Verschleppung der Juden deutscher und anderer Staatsangehörigkeiten vollzog sich durch den Abtransport der Menschen mittels Bussen, Lastwagen, Personen- oder Güterzügen. Diese Massendeportationen endeten in Polen, Frankreich, besetzten Ostgebieten, Auschwitz und Theresienstadt in so genannten Arbeits- und Vernichtungslagern (vgl. Gruner, 2005, S. 21).

Innerhalb der Arbeitslager wurden die Menschen als Arbeitskräfte ausgebeutet. Sobald sie keine Arbeit mehr leisten konnten, wurden die Menschen, soweit sie unter den Bedingungen innerhalb der Lager nicht bereits verstorben waren, ermordet oder durch Sammeltransporte in Vernichtungslager geschickt. In diesen Vernichtungslagern wurden die Juden, wie auch andere Minoritäten, massenhaft in Gaskammern ermordet (Corleis, 1985).

4 Literaturstudie

Die Literaturrecherche beginnt mit geschichtlichen Komponenten, die einen Teil dieser Arbeit bestimmen. Es folgen Definitionen für den Begriff des Traumas und zur Posttraumatischen Belastungsstörung, um die Thematik von ihrem Ursprung her zu erarbeiten. Weiterhin wird hinsichtlich traumatischer Einflüsse auf jüdische KZ-Insassen bezüglich ihrer jetzigen Situation als pflegebedürftige Holocaust-Überlebende in der Altenhilfe recherchiert. Für die Bearbeitung der Schnittstelle von Demenz und Retraumatisierung wird nach den Begriffen Retraumatisierung, dem Person-zentrierten Ansatz nach Kitwood und der Erkrankung Demenz gesucht.

4.1 Trauma

Der Begriff des Traumas wird in Hinblick auf viele verschiedene auslösende Situationen verwendet. In der Gegenwart und in der Geschichte unserer Welt geschahen und geschehen immer wieder kaum greifbare Ereignisse, welche Menschen in Angst und Schrecken versetzen (vgl. Morgan, 2007, S. 9). Die Ereignisse können viele aber auch einzelne Menschen betreffen. Das Erleben von körperlicher und sexualisierter Gewalt, Vergewaltigung, gewalttätige Angriffe, Entführung, Geiselnahme, Terroranschläge, Kriege, Kriegsgefangenschaft, politische Haft, Folterung, Gefangenschaft in einem Konzentrationslager, Natur- oder durch Menschen verursachte Katastrophen, Unfälle oder eine lebensbedrohlichen Krankheit stellen nur einen Teil der Ursprünge für traumatische Erlebnisse dar (vgl. Flatten et al., 2004, S. 4). Geschehnisse, die einen Menschen in seiner Denk- und Gefühlswelt überfordern und sogar überwältigen, sind die Kernpunkte eines Traumas. Es gibt drei ineinander greifende Aspekte, die eine Traumatisierung ausmachen: das Traumaereignis, die Traumaerfahrungen sowie die daraus resultierenden Traumafolgen. Darüber hinaus beeinflussen die traumatischen Situationen nicht nur den Betroffenen, sondern können auch den Beobachter des Ereignisses traumatisieren und durch die Folgeerscheinungen auf das Umfeld wie Familie, Angehörige und Freunde wirken (vgl. Ermann, 2007, S. 144-150). Traumaerfahrungen können in jedem Lebensalter auftreten. Im Mittelpunkt dieser Arbeit stehen Holocaust-Überlebende, die in jüdischen Pflegeheimen betreut werden und während des zweiten Weltkrieges traumatischen Situationen ausgesetzt waren. Um die Auswirkungen psychisch-traumatischer Erfahrungen des zweiten Weltkriegs zu verstehen, ist es zunächst wichtig zu wissen, was unter dem Begriff Traumatisierung verstanden wird und welche psychischen und psychosomatischen Störungen ein Trauma als Folgeerscheinungen mit sich zieht. Dieses beinhaltet zunächst die Klärung des Begriffs Trauma sowie eine Klassifizierung.

4.1.1 Definition von Trauma

ICD ist die International Classification of Diseases und wird von der Weltgesundheitsorganisation (WHO) herausgegeben. In Kapitel V (F) werden die psychischen Störungen beschrieben. Die Definition des Begriffs Trauma im ICD zeigt zwar den Schweregrad eines traumatischen Ereignisses auf, bleibt aber hinsichtlich der Ausführung der daraus folgenden traumatischen Reaktion oberflächlich.

Im ICD- 10 wird Trauma definiert als "ein belastendes Ereignis oder eine Situation außergewöhnlicher Bedrohung oder katastrophalen Ausmaßes (kurz oder lang anhaltend), die bei fast jedem eine tiefe Verzweiflung hervorrufen würde"(vgl. ICD-10; WHO 2000, S. 169).

DSM ist das *Diagnostic and Statistical Manual of Mental Disorders* und wird von der *American Psychiatric Association* herausgebracht. Es befasst sich mit der Beschreibung psychischer Störungen. Das amerikanische System DSM - IV bezieht sich auf aktuelle Forschungen und definiert das Trauma als eine Konfrontation mit einem oder auch mehreren Situationen, die den drohenden Tod, Lebensgefahr oder massive Körperverletzung beinhalten. Im DSM - IV wird das subjektive Erleben stärker hervorgebracht durch die Beschreibung der resultierenden traumatischen Reaktionen wie Angst, Entsetzen und Hilflosigkeit (vgl. DSM – IV, 1996, S. 487).

Beide Systeme dienen der Klassifikation psychischer Störungen und können daher als „sich ergänzend" betrachtet werden und nicht als konkurrierend.

4.1.2 Klassifizierung von Traumata

Eine Einteilung der Traumata erfolgt aufgrund des Lebensalters des Betroffenen zum Zeitpunkt des traumatischen Erlebnisses und/oder der Ursache desselben:

- Frühe Traumatisierung: entsteht im Kindes- und Jugendalter
- Späte Traumatisierung: entsteht am Ende der persönlichen Entwicklung
- Direkte Traumatisierung: betreffen Menschen die als Zeuge und Helfer während traumatischen Situationen fungiert haben
- Absichtliche Traumatisierung: beispielsweise Vergewaltigungen
- Unabsichtliche Traumatisierung: beispielsweise Unfälle

- Kollektive Traumatisierung: hier werden soziale (Kriege) und umweltbedingte (Naturkatastrophen) Ereignisse unterschieden

Traumatische Erlebnisse zerstören aufgrund ihrer überwältigenden Stärke die natürliche menschliche Verbindung zwischen dem eigentlichen Verstehen und der dazugehörigen Bewertung. Sie führen zu einer langzeitlich wirkenden Überstimulation. Traumatische Situationen erfolgen unerwartet und können plötzlich und in jedem Lebensalter auftreten (vgl. Ermann, 2007, S. 144-145).

4.2 Posttraumatische Belastungsstörung (PTBS)

Sind die Bewältigungsstrategien zur Verarbeitung des Traumas nicht erfolgreich und der belastende Einfluss des erlebten Traumas bleibt kontinuierlich bestehen, kommt es zu posttraumatischen Störungen. Um von der gerontopsychologischen Seite her die Retraumatisierungen der NS-Verfolgten zu verstehen, ist es neben der Begriffsklärung des Traumas notwendig zu wissen, welche psychischen Erkrankungen sich nach einer zeitlichen Verzögerung im Zuge der Traumatisierung bilden können. Jüdische Holocaust-Überlebende haben das Schweigen als eine Überlebensstrategie gewählt, wodurch der posttraumatische Prozess jedoch verstärkt wird (vgl. Birck et al., 2002, S. 60). Diese Störungen können die körperliche als auch die seelische Ebene betreffen und sind mit einer demenziellen Erkrankung im Zusammenhang zu sehen, wie in Kapitel 5 erläutert wird. Weiterhin treten die Störungen oftmals mit sehr differenzierten Ursprüngen und visuellen Erscheinungen auf. Daher ist es notwendig, den Begriff der „Posttraumatischen Belastungsstörung" sowie die daraus resultierenden Folgen kurz zu erläutern, um diese Bereiche mit Holocaust-Überlebenden in Verbindung setzen zu können.

4.2.1 Definition PTBS

Die Posttraumatische Belastungsstörung ist eine mögliche eintretende Reaktion auf eine oder mehrere traumatische Situationen. Epidemiologisch wird momentan hinsichtlich der PTBS von einer Lebenszeitprävalenz von sieben bis acht Prozent ausgegangen (vgl. Lieb et al., 2008, S. 270). Zur PTBS gehören die unter dem Kapitel 4.1 erläuterten traumatischen Ereignisse, denen eine Person selbst ausgesetzt war und/oder solche, die diese an fremden Menschen miterlebt hat. Oftmals führt dies zu Hilflosigkeit und zu einem Verlust des Vertrauens in die Welt.

4.2.2 Symptome der PTBS

Die PTBS ist durch typische Symptome geprägt. Dazu gehören folgende:

- belästigende und tyrannisierende Gedanken und Erinnerungen an das Trauma
- Intrusionen (Bilder, Alpträume, Flash-backs)
- Übererregungssymptome (Schlafstörungen, Schreckhaftigkeit, Reizbarkeit)
- Vermeidungsverhalten (Vermeidung von Sachverhalten, die an das Trauma erinnern)
- emotionale Empfindungslosigkeit (apathisch, Desinteresse, allgemeiner Rückzug, Gleichgültigkeit)

Die Symptome des Posttraumatischen Belastungssyndrom können zeitnah nach der Traumatisierung, aber auch nach einer jahrelangen Verzögerung eintreten (vgl. Flatten et al., 2004, S. 4).

4.2.3 Komplexe PTBS

Die komplexe Posttraumatische Belastungsstörung wurde in die DSM – IV als Ergänzung mit aufgenommen (vgl. Haenel & Wenk-Ansohn, 2004, S. 16).

Es gibt Menschen, deren Körper und Seele mit der Bewältigung ihrer Traumata überfordert sind, um diese zu bewältigen. Die Schwere und die Dauer der Traumatisierung haben dabei den größten Anteil an dem Schweregrad der daraus resultierenden psychischen Störungen.

Die komplexe PTBS wird auch als *KZ-Syndrom* und *Holocaust-Syndrom* bezeichnet (vgl. Steiner & Krippner, 2006, S. 55). In seiner Verwendung geht es bei diesem Begriff also ursprünglich um Überlebende des Holocausts, die durch die Lagerhaft und Verfolgung psychisch stark traumatisiert wurden. Diese massive Traumaerfahrung zieht unter anderem die folgenden zusätzlichen Symptome nach sich:

- „Störungen der Affektregulation;
- Impulskontrollverluste;
- schwere dissoziative Zustände;
- die Gefahr der Retraumatisierung:
- Rückzug und Isolation".... (vgl. Lieb et al., 2008, S. 270)

4.3 Traumatische Erfahrungen im zweiten Weltkrieg

Verfolgung, Folterung und Vernichtung sind traumatische Erlebnisse, die sich im Zuge des NS-Regimes innerhalb der jüdischen Bevölkerung des 20. Jahrhunderts zugetragen haben. Momentan leben ca. 517.000 jüdische NS-Opfer in Deutschland (vgl. Probst & Bilger, 2010). Die Folgen der unvorstellbaren Ereignisse des zweiten Weltkrieges liegen fast 70 Jahre zurück. Dennoch bleiben die traumatischen Folgen aus der Utopie des Nationalsozialismus bestehen. Die körperlichen uns seelischen Folgen der Holocaust-Überlebenden betreffen selbst die nachfolgenden Generationen der Kinder und Enkel (vgl. Friedmann et al., 1999, S. 75).

Durch die Situation, permanent einer Bedrohung ausgeliefert gewesen zu sein und getötet werden zu können, erlitten die Menschen tiefgreifende Traumata. Sie mussten Verluste verkraften und waren immer auf der Flucht vor Verfolgung, waren Zwangsarbeiter in Arbeitslagern oder wurden in Konzentrationalager gebracht. Viele lebten in ständiger Ansgt, mit einer falschen Identität, Familien mussten sich zerteilen, um ihre Überlebenschance zu vergrößern. Viele dieser Überlebenden leiden unter seelischen und körperlichen Qualen. Die Verletzungen der Seele wurden durch menschliche Gewalteinwirkung hervorgerufen, welches als *„man-made-disaster"* bezeichnet wird (vgl. Härri, 2006, S. 4).

Die Literatur über die Auswirkungen auf die psychischen Ebenen beginnt erst ganz allmählich zu wachsen. Schnittstellen zwischen der historischen Geschichte und im Bereich der Traumapsycholgie werden hergestellt. Die Auswirkungen der massiven Traumaerfahrungen des zweiten Weltkriegs sind in vielfältigen Studien festgehalten worden und werden als *„survivor syndrome"* betitelt (vgl. Flatten et al., 2004, S. 59). Neben Schuld- und Schamgefühlen gehören eine stark manifestierte Angst und Persönlichkeitsstörungen zu den daraus resultierenden Folgen, die in den Ergebnissen festgehalten wurden.

Die Kriegstraumatisierung zeichnen sich durch ihren spezifischen prozesshaften Charakter aus (vgl. Härri, 2006, S. 15). Das traumatsiche Erlebnis ist hierbei der Krieg, welcher sich über einen längeren andauernden Zeitraum aus verschiedenen Gegebenheiten zusammensetzt. Es handelt sich daher beim Holocaust um ein kollektives Trauma (vgl. Vyssoki et al., 2004, S. 202). Die Opfer leiden zusammen unter den Schrecknissen des Krieges.

Die heute kriegstraumatisierten Menschen haben ein hohes Alter erreicht, wodurch sich zusätzliche Probleme und Einschränkungen manifestieren (vgl. Härri, 2006, S. 34-35). Dieses ist eine besondere Aufgabe für die Altenhilfe, worauf im Kapitel 4.3.3 zur Situation der Holocaust-Überlebenden eingegangen wird wie auch später speziell im Hinblick auf eine demenzielle Erkrankung.

4.3.1 Holocaust

Der Begriff „Holocaust" (griechisch: holókaustos, "vollständig verbrannt") bezeichnet den Völkermord an ca. sechs Millionen Menschen durch das NS- Regime. Diese Bezeichnung gab es zunächst nur im englischen Sprachraum und behielt seitdem seine Bezeichnung in den politischen Diskussionen. Der Begriff „Schoah" (hebräisch: שואה) hat dieselbe Bedeutung wie der Begriff des „Holocausts". Er wird seit 1948 für den Völkermord an den Juden verwendet. In Deutschland hat sich der Begriff des Holocaust durchgesetzt (vgl. Benz, 2008, S. 93-101 /vgl. Pohl, 2008, S. 109).

Weiterhin umfasst der Begriff des Holocausts auch die Eliminierung von anderen Minoritäten, die nicht der nationalsozialistischen Ideologie entsprachen. Die Literatur vermittelt überwiegend den Begriff des „Holocausts", so dass dieser auch für die vorliegende Arbeit gebraucht wird

4.3.2 Traumatische Einflüsse des Holocausts auf jüdische KZ-Insassen

Erst seit den 60er und 70er Jahren gibt es Publikationen über die körperlichen und seelischen Folgen der NS-Verfolgung. Die meisten heute noch lebenden Holocaustopfer haben den zweiten Weltkrieg als Kinder bzw. Jugendliche überlebt. Durch den heutigen Forschungsstand ist bewiesen, wie wichtig die ersten Lebensjahre für die psychosoziale Entwicklung des Kindes sind. Die Folgen der Kriegstraumatisierung sind daher besonders tiefgehend und lang anhaltend. Bei den Forschungen über Holocaust-Überlebende und ihre Kriegserlebnisse werden folgende traumatisierende Einflüsse aufgelistet:

- Erleben und Aushalten permanenter Bombenangriffe (Verlust des häuslichen Besitzes)
- problematische Lebensumstände durch Hunger, Unterernährung, Armut und körperlichen Erkrankungen, die nicht behandelt werden konnten
- Verlust- und Trennungserfahrungen innerhalb der Familie
- Evakuierungen
- auch Kinder und Jugendliche waren Opfer von Flucht, Vertreibung, Verfolgung und in lebensbedrohlichen Situationen

- Verlust der Existenz

- Konfrontation mit gewaltsamem Tod, Toten, Plünderung, Gefangenschaft, Beschuss

- zeitlich langanhaltender Flüchtlingsstatus (vgl. Decker & Brähler, 2006, S. 119)

Der Zeitraum, in denen jene Menschen den traumatisiernenden Einflüssen ausgesetzt waren, sind sehr lang und nicht mit anderen Traumaereignissen zu vergleichen. Der tägliche Überlebenskampf aufgrund der Gegebenheiten im zweiten Weltkrieg und die Gewissheit, dass es keinerlei Hilfe und Schutzmöglichkeiten gab, führte zur einem psychsichen Ausnahmezustand. Wie schon erwähnt, handelt es sich um ein kollektives Trauma und ist durch die parallel vorhanden subjektiven Traumatsierung als sehr außergewöhlich und komplex anzusehen. Kinder konnten den geschichtlichen Kontext zu damaliger Zeit kaum nachvollziehen, Hitlers Vorhaben wurde nicht verstanden. Für ein Kind zählen nur die erlebten Gewalttaten, die Trennung von den Eltern und Geschwistern, die Angst, die Panik, die extreme Hilfs- und Machtllosigkeit, der Hunger, die Vergewaltigung und die Einsamkeit, die in der Verlassenheit steckt. Aus diesen Gründen wurden im späteren Leben Situationen, die mit Hilfslosigkeit in Verbindung standen, grundsätzlich aus großer Angst heraus versucht zu vermeiden.

Die KZ-Erfahrung ist an dieser Stelle noch einmal besonders hervorzuheben. Die Gefühle, Gedanken und Beobachtungen während der Gefangenschaft in nationalsozialitischen Konzentrationslagern sind schockierend und gehen über die menschliche Vorstellungskraft hinaus. Jede Situation und Gegebenheit im Altag des Konzentrationslagers ist ein Trauma gewesen. Kinder wurden vom NS-Regime als den erwachsenen gleichwertige Häftlinge angesehen. Nach Ziegler (2006, S. 38-39) war das Dasein im KZ durch Stress, Krankheit, Hunger, Todesangst, Bedrohung, Misshandlung und Verzweiflung geprägt. Der Tagesablauf war straff geregelt und organisiert. Er war terrorisierend und unmenschlich. Um die jetzige Situation pflegebedürftiger jüdischer Überlebender zu verstehen, folgt an dieser Stelle eine kurze Exkursion in das KZ-Leben, um die Erfahrungen der Überlebenden darzustellen. Drobisch und Wieland (1993, S. 106-122) legen dar, dass es schon bei der Einlieferung Misshandlungen und Bedrohungen durch Erschießung seitens der NS-Soldaten gab. Überlebende berichten, dass sie gleich zu Anfang geknebelt, gefesselt und mit verschiedenen Gegenständen, oft am ganzen nackten Körper, geschlagen wurden. Sie wurden hin- und hergehetzt, mit

Peitschen geschlagen, beschimpft, und es wurden ihnen Stricke zugeworfen, damit sie sich am besten gleich selbst erhängten. Sobald ein Transport das KZ erreicht hatte, wurden die Ankömmlinge oftmals mit Hilfe des kompletten KZ-Personals überfallen und maltretiert. Nach Aufnahme der Personalien wurden die Kopfhaare kurz geschoren. Kinder, Kranke, Alte und Behinderte wurden genauso behandelt. Es gab systematisch organisierte Verprügelungen bis hin zur Bewusstlosigkeit.

Die Unterkünfte waren Baracken, in denen mehr als 50 Menschen auf engstem Raum zusammengepfercht waren. Sie hatten nur sehr kleine Schlafstätten, Strohsäcke zum Zudecken und keinen Platz zwischen den Feldbetten. Für viele war gar kein Platz und sie schliefen auf den blanken Fußböden. Waschmöglichkeiten gab es kaum und die hygienischen Bedingungen waren eine Zumutung. Viele Überlebende berichten von unerträglichen Gerüchen. Nie wurde geheizt und die Kleidung bestand aus der durch Arbeit und Strafen zerrissenen Zivilkleidung oder aus alten Uniformen. Die Insassen wurden auch nachts kollektiv gequält, indem sie unerwartet geweckt und ihre Schlafstätten verwüstet wurden. Sie wurden dazu aufgefordert, Salzheringe zu verschlingen und in kalte Flüsse zu springen. Anschließend mussten sie ihre Schlafstätten wieder aufräumen oder anderen verlangten Peinigungen nachgehen, um nicht erschossen zu werden.

Die Mahlzeiten waren pro Person genau abgemessen. So gab es beispielsweise 500 Gramm Brot ohne Butter am Tag. Die Portionen variieten von KZ zu KZ. Aber Krankheit und Unterernährung waren durch die mangelnde Versorgung überall die Folgen. Oft gab es keine Löffel und die Häftlinge wurden gezwungen ihre wässrige Suppe mit Schuhanziehern zu sich zu nehemen. Oftmals gab es auch tagelangen Essensentzug als Bestrafung. Die Erkrankten wurden vom Lagerarzt als Simulanten abgetan, und wer bei der Lagerarbeit zusammenbrach, wurde aus dem Weg geräumt. Die kräftezehrende Arbeit im KZ war entwürdigend. Von Innenarbeiten bis Gartenarbeiten gab es alles. Oft gab es auch kein Werkzeug und die Arbeiten mussten mit bloßen Händen verrichtet werden: .... „und die Haut hing in Fetzen von den blutenden Händen" (vgl. Drobisch & Wieland, 1993, S.119). Häufig mussten die Häftlinge mit Zahnbürsten putzen.

Immer neue Schikanen wurden ausgedacht, wie beispielweise Gefangene tagelang im Kreis laufen zu lassen. Es ist an dieser Stelle zu weitgehend, alle barbarischen Foltermethoden aufzählen zu wollen.

Für die vorliegende Arbeit ist diese kurze Schilderung der Ereignisse wichtig, um die Traumatisierungen der Kinder und Jugendlichen durch das individuelle Erleben und auch durch die Rolle des Zuschauers darzulegen. Dies ist wichtig für die jetzige Situation pflegebedürftiger Überlebenden, vor allem hinsichtlich des Aspektes der Demenz und der Retraumatisierung wie in Kapitel 5 erläutert wird.

In vielen Literaturquellen und auch im Internet informieren Autoren und Betroffene selbst über die traumatisierenden Einflüsse des Holocausts. Beispielseweise gibt es unter www.claims-conference.de eine Organisation, die es sich seit 1951 zur Aufgabe gemacht hat, Entschädigungsleistungen für jüdische NS-Verfolgte aufzubringen. Sie entschädigen Besitze, die von Nationalsozialisten zerstört wurden und helfen beim Wiederaufbau von vielen jüdischen Gemeinden. Weiterhin bemühen sie sich um Sozialdienste für die hochbetagten Überlebenden. Die Deutsche Regierung hat mehr als 60 Milliarden Dollar als Entschädigungszahlungen zur Verfügung gestellt. Die claims conference versucht, sich auf der ganzen Welt um die immer größeren Nöte der mittlerweile sehr alten jüdischen NS-Opfer zu kümmern. Auf der Homepage der claims conference sind weiterhin Berichte von Zeitzeugen zu finden, die Finanzierungen der claims conference erhalten haben.

Ergänzend zu den in der Literatur dokumentierten KZ-Ereignissen, die hier kurz aufgeführt wurden, sollen in diesem Kapitel eine Auswahl an Zitaten aus den persönlichen Geschichten der Holocaust-Überlebenden dargestellt werden, um die traumatischen Einflüsse auf jüdische KZ-Insassen lebensnaher darzustellen und um den Bezug bzw. die Schnittstelle von der Geschichte zur Traumatisierung zu verdeutlichen (vgl. Claims Conference (a), 2009).

Die folgenden Zeitzeugenberichte sind von noch lebenden jüdischen Holocaustopfern, die sich unter den Nationalsozialisten medizinischen Experimenten unterziehen mussten. Die unten aufgeführten Personen wollen ihre Erfahrungen den historischen Aufzeichnungen beifügen. Ihre Namen bleiben aufgrund der Empfindlichkeit des Materials anonym.

Frau A. (83 Jahre alt) ist selbst Überlebende und war von April 1943 bis Mai 1945 Gefangene in Ausschwitz. Sie sagt über ihre Erlebnisse im deutschen Lager folgendes:

> „Das Experiment an mir wurde im Block 10 in Ausschwitz durchgeführt. Es wurden Versuche mit meiner Gebärmutter gemacht. Es wurden Schüsse in meine Gebärmutter gesetzt und ich wurde von den heftigen Schmerzen ohnmächtig. Jahre später.... war meine Gebärmutter die eines vierjährigen Kindes und meine Eierstöcke waren geschrumpft." (vgl. Claims Conference (b), 2009)

Herr E. (69 Jahre alt) war in der Sadt Mogilev, eine Stadt in Weißrussland, von August 1943 bis Oktober 1943 als Kleinkind in einem Konzentrationslager gefangen. Er schildert seine Erlebnisse wie folgt:

> „Ich war zu medizinischen Experimenten ab Anfang August 1943 bis Ende Oktober 1943 dem Nazi-Regime unterworfen. In dem Lager, wo ich als Kind gehalten wurde, erhielten wir für ein paar Tage keinerlei Nahrung. Wir riefen nach Nahrung. Dann kam der Chef zu uns Kindern. Er verteilte diverse Desserts für uns Kinder. Nach ein paar Stunden haben wie erkannt, dass mit dem Essen etwas nicht in Ordnung war. Ich fühlte mich wirklich krank, litt unter Krämpfen, Schüttelfrost und Fieber. Viele starben an den Folgen der vergifteten Lebensmittel. Aufgrund dieser stark vergifteten Nahrung fühlten sich meine Beine wie gelähmt an. Ich konnte mehrere Wochen nicht zu Fuß gehen und konnte nur getragen werden. Sobald ich mich erholt hatte, erhielt ich zahlreiche Injektionen von einem Arzt in die rechte Seite meines Mundes, nah an meinem Unterkiefer. Warum es injiziert wurde und was für eine Substanz es war, weiß ich nicht, da ich erst acht Jahre damals war. Ich habe immer noch ein Loch in meiner rechten Wange."....(vgl. Claims Conference (b), 2009)

Frau G. (81 Jahre) war von März bis April 1944 in Auschwitz und erzählt einen kleinen Teil ihrer Geschichte:

> „Jeden Tag bin ich in heißes Wasser getaucht worden. Immer wenn ich versucht habe, meinen Kopf aus dem Wasser zu nehmen, um zu atmen, wurde ich wieder in das Wasser von Dr. Josef Mengele zurück getaucht. Er war vergnügt dabei. Diese Prozedur dauerte immer 10 Minuten. Danach wurde ich sofort in kaltes Wasser gesteckt und das gleiche wurde dann immer wieder wiederholt. Wir waren zu fünft - einschließlich mir- die den gleichen Prozess durchmachen mussten. Nach den täglichen Sitzungen wurden wir in die Auschwitz Baracke Nr. 8 gebracht, welche dafür hergestellt war, um zu sehen, wie lange wir unter diesen Versuchen überleben würden. Eine Frau sah mich gestikulierend und weinend um Hilfe rufen durch eine Planke in der Wand der Holzbaracke. Sie löste die Planke und wickelte mich ein. Ich war in Sicherheit. Ich weiß nichts über das Schicksal der anderen vier Personen." (vgl. Claims Conference (b), 2009).

Ein Großteil der Kinder überlebte durch das Leben in Verstecken, also in einem Zustand der permanenten Bedrohung. Die Zeitzeugenberichte sind sozusagen ein Staubkorn in dem Sand des unbegreiflichen und unfassbaren Naziterrors. Jedes

Kind, welches die Gewalttaten überlebt hat, hat ein Stück seiner Identität und seiner Seele verloren.

Der Holocaust hinterieß massive psychosoziale Folgen bei den damaligen Kindern und Jugendlichen. Diese Kinder und Jugendlichen hätten schon zeitnah nach Beendigung des Krieges psychosozialer und finanzieller Hilfe bedurft.

Die vom Holocaust betroffenen Menschen lassen sich in drei Gruppen untergliedern, die das Erlebte unterschiedlich zum Ausdruck bringen. Zunächst gibt es die Menschen, die den Holocaust als Erwachsene überlebt haben. Zu diesen Menschen gehört die Altersschicht zwischen 70-90 Jahren. Zudem gibt es Überlebende, die während des zweiten Weltkrieges noch Kinder gewesen sind. Diese Menschen sind heutzutage zwischen 65-70 Jahre alt und werden als *Child survivors* bezeichnet (vgl. Kellermann, 2004, S. 146). Die dritte Gruppe sind die Kinder der Überlebenden, die so genannten *Children of Survivors* (vgl. Kellermann, 2004, S. 151).

Demnach erlebten Kinder und Erwachsene den Holocaust auf unterschiedliche Art und Weise. Grund hierfür ist die größere Verletzlichkeit und einfachere Verformbarkeit von Kindern. Außerdem durchlitten die Kinder die Schrecken des Holocausts in unterschiedlichen Stadien. Situationen wie lange Gefangenschaften und Trennung von der Familie führten zu einem Entwicklungsstillstand der damaligen Kinder. Auch unterschiedliche Überlebensstrategien eigneten sich die Kinder damals an und übernahmen diese ebenfalls in ihr späteres Leben. Somit erfuhren diese Kinder keine wirkliche Kindheit und mussten schon in ihren jungen Jahren wie ein erwachsener Mensch leben:

> „I had no real childhood. As a child, I had to be an adult. It was dangerous to be a child. I had to hide the child within me and pretend to be someone else. Therefore, the child inside me is still yearning to be acknowledged and taken care of. But people find it strange to meet an old woman who is really only a child, and I am careful not to disclose this secret of mine. But when I´m around children, they feel it immediately" (vgl. Kellermann, 2004, S. 146).

In der Literatur werden diese Menschen nach Valent (2002, S. 4) ebenfalls als die sogenannten „*Child Survivors*" betitelt. Valent betont daher noch einmal die Tragweite des Geschehenen: „... But, generelly speaking, child suvivors of the holocaust did suffer multiple and severe traumas in most horrible circumstances and their distress has been widespread, even if unknowledged till recently" (vgl. Valent, 2002, S. 4).

Die traumatisierten NS-Verfolgten stellen daher in der Altenpflege eine ganz spezielle Herausforderung dar, da im hohen Alter noch weitere erschwerende Aspekte hinzukommen.

4.3.3 Situation pflegebedürftiger jüdischer Holocaust-Überlebender im Alter

Die Erinnerungen an die lang andauernden Aufenthalte in Konzentrationslagern sind in den Gedanken der KZ-Überlebenden immer noch gegenwärtig. Nach Beendigung des zweiten Weltkrieges plagen viele Betroffene tiefe Schuldgefühle, weil sie überlebt haben, sowie das Gefühl des Andersseins gegenüber denen, die nicht diese schlimmen Erfahrungen gemacht haben. Auch durch erlittene Folter, Erniedrigung und Misshandlung hervorgerufene Angstzustände prägen den heutigen Alltag pflegebedürftiger Holocaust-Überlebender.

Die jüdischen Überlebenden des Holocausts erfahren durch gegenwärtige Ereignisse teilweise Retraumatisierungen. Zu den Ereignissen zählen Entwicklungen im nahen Osten, Gewalttaten gegenüber Ausländern oder auch antisemitische Vorfälle (vgl. Liebermann, 2004, S. 128). Die 70-90jährigen finden sich zudem in einer anderen sozialen Situation wieder. Sie scheiden aus dem Berufsleben aus, viele Kontakte zu Kollegen gehen verloren, Familienangehörige sowie Freunde sterben. Das soziale Umfeld ändert sich stark und geht teilweise verloren. Die Realität dieser Menschen wandelt sich und die schützende Gesellschaft ist nicht mehr vorhanden. Die Dinge und Menschen, die ihnen Halt und Kraft gegeben haben, fallen weg. Mit dem Alterungsprozess der Menschen geht auch eine sinkende körperliche Leistungsfähigkeit einher. Besonders das Erleben von Erkrankungen stellt bei den Überlebenden des Holocausts eine besondere Schwierigkeit dar (vgl. Liebermann, 2004, S. 129). Krankheiten führten innerhalb eines Konzentrationslagers zur Selektion und auch zur Ermordung. Das heißt, dass nicht nur die Krankheit allein, sondern die Bedeutung der Krankheit eine weitere Bedrohung darstellte. Demnach führen Krankheiten, notwendige Krankenhausaufenthalte und Verlegungen in Altenheime für diese Menschen zu einer Rückerinnerung.

Nach Liebermann (2004, S. 129-132) gibt es für solche Retraumatisierungen eine Reihe von Auslösern. Diese Auslöser können beispielsweise sämtliche Durchführungen der körperlichen Hygiene an pflegebedürftigen Holocaust-Überlebenden sein. Hierzu zählen insbesondere das Duschen und Baden der Menschen, worauf sie sehr sensibel reagieren. Die Reaktionen sind Angstschreie und Rückzug. Weitere Auslöser sind die Nutzung fremder Toiletten, sowie der Geruch von Urin und Kot. Dunkel gestaltete und nicht ausreichend gereinigte sanitäre Anlagen stellen ein hohes Maß an Belastungen dieser Menschen dar. Auch der private Freiraum ist für die pflegebedürftigen Menschen ein wichtiger Punkt, denn mangelnde Privatsphäre, verbunden mit enger räumlicher Nähe erinnert stark an Lagerbedingungen. Demnach muss ein hohes Maß an möglicher Privatsphäre geschaffen werden. Als große Schwierigkeit ist das Eingeschlossensein anzusehen, da es unweigerlich zu Rückerinnerung führt. Hierbei reagieren diese Menschen hochsensibel. Weitere Probleme, denen die Pflegebedürftigen ausgesetzt sind, sind beispielsweise die Erhebung von Anamnesen. Sie weigern sich, ihre Lebensgeschichte darzulegen, da hierdurch Erinnerungen an das Erlebte und erlittene Verluste wieder wach werden.

Neben Gesprächen können sich auch medizinische Behandlungen auf die Menschen negativ auswirken. Für Menschen, an denen in den Konzentrationslagern unmenschliche Untersuchungen getätigt wurden, wirken medizinische Untersuchungen hochbedrohlich. Unter anderem wurden Unterdruck- und Unterkühlungsversuche, Versuche zur Trinkbarmachung von Meerwasser, Knochentransplantationsversuche und Massensterilisationen an ihnen durchgeführt (vgl. Mitscherlich & Mielke, 1989, S. 20-237).

Weitere Auslösungsreize sind für die pflegebedürftigen Holocaust-Überlebenden jede Art von gravierender Veränderung. Hierzu zählt ein Wechsel auf der Station oder auch die Trennung von Angehörigen. Diese Abweichung vom Alltag wird von den Menschen als hochgefährlich erlebt und führt zu sensiblen Reaktionen. Auch lautes Schreien, Weinen und Kreischen erinnert an das Erlebte aus dem Konzentrationslageraufenthalt. Zu weiteren Auslösern von Retraumatisierungen zählen beispielsweise das Befolgen von Zeitplänen und Aufstellen in Gruppen. Hierbei kann es zu einer Sabotage der Abläufe durch die Pflegebedürftigen kommen, um nicht in eine Routine hineinzugeraten. Zusätzlich stellen Essenszeiten und der Umgang mit dem Essen ein weiteres Problem dar. Die Menschen neigen zum Schnellessen, zum Essen horten und verstecken (vgl. Liebermann, 2004, S. 131).

Dieses gestörte Essensverhalten tritt bei den Holocaust-Überlebenden verhäuft auf. Nach Kellermann wird von einer 80-jährigen Frau berichtet, die ihr Essen im Kühlschrank hortet und Verdorbenes regelrecht sammelt: „....because of exaggerated hoarding of food. ....with the refrigerator always over-packed with food...." (vgl. Kellermann, 2004, S. 139).

Anhand eines weiteren Beispiels wird das Leben eines pflegebedürftigen Holocaust-Überlebenden dargestellt, um die Tragweite der Problematik zu verdeutlichen:

> „Nach einem Schlaganfall konnte die damals 65jährige sich nicht mehr selbständig versorgen. Sie zog nach der Entlassung aus dem Krankenhaus in ein Pflegeheim um, wo sie sich das Zimmer mit einer hochgradig dementen Bewohnerin teilte. Frau N., die einige Jahre ihres Lebens in einem KZ verbracht hatte, litt zunehmend unter der Situation. Ihr Trauma von damals erwachte wieder. Die Konfrontation mit sterbenden MitbewohnerInnen, die Organisation des Tagesablaufes, die Gerüche von Körperausscheidungen, all das trug zur Vermischung der zeitlichen Ebenen von damals und heute bei. Auch die sprachliche Ausdrucksweise von Frau N. änderte sich. Aus Mitbewohnern wurden Mitgefangene, aus Zimmern, Zellen...., doch gleichzeitig blieb der Bezug zum hier und jetzt erhalten. Konflikte mit dem Heimpersonal entstanden auf eine sehr subtile Weise. Die Ursachen lagen in erster Linie in den Abläufen und damit verbundenen Regularien des Heimalltags, verbunden mit der Tatsache, dass Frau N. überwiegend unter dementen BewohnerInnen lebte. So reagierte sie bspw. äußerst empfindlich auf die Aufforderung in ihrem Zimmer zu bleiben, während das Reinigungspersonal die Böden wischte. Gleichzeitig äußerte sie auch immer wieder die Befürchtung, bei Fehlverhalten in den Keller gesperrt zu werden. Sie war stark darauf bedacht, nichts von ihrer Verfolgungsgeschichte preis zu geben. Frau N. hatte gelernt zu schweigen, denn die Stigmatisierung als „Asoziale" durch die Nazis haftete ihr auch nach Kriegsende noch an. Erst der erneute Umzug in ein anderes Heim, in dem sie seither in einem Einzelzimmer lebt, brachte Entspannung. Das Pflegepersonal wurde über die Biografie von Frau N. informiert und hat gelernt, mit ihren Besonderheiten umzugehen...." (vgl. Zalucki, 2004, S. 166-167).

Dieses Beispiel zeigt die Wichtigkeit und Aktualität der Situationen der Holocaust-Überlebenden. Demnach ist die biografieorientierte Arbeit unter Rücksichtnahme der individuellen Bedürfnisse der Pflegebedürftigen in sozialen und pflegerischen Arbeiten immens wichtig.

Viele Menschen denken, dass in Deutschland keine Überlebende des Holocausts mehr leben. Jedoch wächst die Anzahl der jüdischen Holocaust-Überlebenden durch Zuwanderung von über 60jährigen Flüchtlingen aus der ehemaligen Sowjetunion an (vgl. Zalucki, 2004, S. 167).

Diese Menschen haben Angst über ihre Vergangenheit zu sprechen. Die Gründe hierfür sind die Reaktionen ihrer Mitmenschen und damaligen Täter, die sich zum Teil in der gleichen Generation befinden. Daraus resultiert häufig eine Vereinsamung der betroffenen Menschen.

4.4 Reaktivierung von Traumatisierungen im Alter

Ein erlebtes Trauma bleibt als Erinnerung im Gedächtnis fest gespeichert und kann plötzlich in Form einer Rückblende im wachen und schlafenden Zustand auftreten (vgl. Krippner & Steiner, 2006, S. 58). Gegenstände, Sachverhalte und unbestimmte Reize aus der Umgebung können bei Betroffenen Rückerinnerungen verursachen. Holocaust-Überlebende fühlen sich daher oft in einer scheinbar sicheren Umgebung in großer Gefahr und das erlebte Trauma bestimmt wieder und wieder das Leben der Opfer. Auslöser für Retraumatisierungen können alltägliche Vorkommnisse sein wie die Schritte des Personals auf den Gängen vor den Zimmern im Pflegeheim, die Nachtwache, die nach dem Rechten schauen möchte, das Licht im Zimmer mitten in der Nacht einschaltet, oder nur ein zu lautes und barsches Sprechen. Erinnerungen an das traumatische Erlebnis weisen spezifische Besonderheiten auf. Nach Krippner und Steiner (2006, S. 58-59) werden sie wie folgt beschrieben: „Sie sind nicht als verbale, lineare Erzählung gespeichert, die Teil einer fortlaufenden Lebensgeschichte wird, sondern bruchstückhaft oder auch stereotyp in immer gleiche Worte gekleidet. Sie sind in Form intensiver Gefühle und deutlicher Bilder gespeichert". Die bildhafte Dichte der Erinnerung verleiht ihr einen starken Realitätsbezug. Die Bilder des wiederkehrenden Traumas sind für den Betroffenen wie ein erneutes, realistisches Erleben der vergangenen Situation. Die Vergangenheit und die Gegenwart vermischen sich. Infolgedessen gerät das Opfer in einen Zustand psychophysischer Erschöpfung. In der Form von Alpträumen treten die traumatischen Erfahrungen sehr deutlich und klar hervor. Nicht selten wiederholen sich die gleichen Träume immer wieder. Die emotionale Intensität ist identisch mit der eigentlichen früheren Erfahrung. Das Wiedererleben ist nicht steuer- und kontrollierbar und überfordert den Betroffenen, wodurch es zu einer massiven Überregung kommt, da die erlebten Gefühle nicht ausgehalten werden können. Die Rückblenden werden auch als so genannte „*Flashbacks*", Retraumatisierungen oder auch als Intrusion bezeichnet (vgl. Krippner & Steiner, 2006, S. 58-59).

Zu den Retraumatisierungen und Alpträumen kommen emotionale Betäubung und die Vermeidung von Situationen, die mit der traumatischen Erfahrung in Verbindung gebracht werden könnten (vgl. Heuft et al., 2006, S. 111). Die Langzeitfolgen von traumatischen Erfahrungen sind vor allem durch die Kriegskindergeneration deutlich geworden, die Kinder und Jugendlichen die den zweiten Weltkrieg überlebt haben und betroffen sind. Allerdings gibt es keine spezifischen Daten zur Häufigkeit von Trauma-Reaktivierungen im hohen Alter, da es kaum möglich ist, die Überlebenden zu befragen, da diese gering oder auch gar nicht über die belastenden Ereignisse sprechen können. Aus dem Erleben des reaktivierten Traumas folgen Reaktionen die als „Arousel–Reaktionen" bezeichnet werden. Im Hinblick auf die Trauma–Reaktivierungen lassen sich so bei pflegebedürftigen Holocaust-Überlebenden Situationen mit schwierigen Umständen besser verstehen. Beispielweise erfordert eine plötzliche Bettlägerigkeit eine Körperpflege seitens des Pflegepersonals. Durch eine in der Biografie erlebte sexuelle Gewalt wird die Pflegekraft im Moment der intimen Körperpflege zum Täter im Augenschein der pflegebedürftigen Person (vgl. Heuft et al., 2006, S. 106-111).

Die Rückerinnerungen können aber auch dazu führen, dass durch das immer wiederkehrende starke Durchleben der intensiven Gefühle diese abschwächen und sich hinsichtlich ihrer Intensität positiv verändern. Dieses kann zur Verarbeitung des Erlebten beitragen. Doch ein Drittel der Menschen, denen ein traumatisches Ereignis widerfahren ist, können das Erlebte nicht durch diese Form verarbeiten. Gerade bei zusätzlich demenziell erkrankten Menschen stellt die Retraumatisierungen für den Betroffenen selbst und für die Pflegekraft eine besondere Problematik dar (vgl. Morgan, 2007, S. 19). Das Pflegepersonal ist im Umgang mit traumatisierten NS-Verfolgten in vielen Einrichtungen unzureichend geschult. Die Biografie der Bewohner ist teilweise unbekannt. Die Zeichen, dass ein Patient ein Opfer oder auch Täter im zweiten Weltkrieg war, spiegeln sich dann meistens durch Retraumatisierungen, ausgelöst durch als bedeutungslos angesehene Sachverhalte, wieder.

Um ein konkretes Beispiel für die Bedeutung von Retraumatisierungen von jüdischen Holocaust-Überlebenden aufzuzeigen, hat die AMCHA, das Nationale Zentrum für Psychosoziale Unterstützung von Holocaust-Überlebenden und deren Familien in Israel, Berichte von Zeitzeugen veröffentlicht, die an Retraumatisierungen leiden:

> „Ein älterer Mann konsultierte AMCHA auf Grund von starken Schlafstörungen. Jede Nacht erwachte er völlig durchnässt und es war ihm unmöglich, wieder einzuschlafen. Schmerzhafte Erinnerungen des Holocaust kamen wieder zurück, mit all ihren Begleitemotionen und er wurde überwaeltigt von Entsetzen. Er erzählte von immer wiederkehrenden Albträumen, in denen ihn die Gestapo auf Motorrädern verfolgt. Für Juden war es verboten, sich nachts draußen aufzuhalten und in seinem Traum rennt er um sein Leben, bis er an die Tür seines Hauses ankommt, die er verschlossen vorfindet. Während er vor der großen Tür steht, ruft er nach seinem Vater, um ihm die Tür zu öffnen. Er schreit "Papa! Papa!", aber niemand öffnet ihm. Während er laut schreit, wird ihm bewusst, dass seine Frau versucht, ihn

aufzuwecken und er realisiert, dass alles nur ein Traum gewesen war. Danach war es ihm aber nicht möglich, mit den Erinnerungen an seine getötete Familie wieder einzuschlafen und mit solchen Erinnerungen, wie er zu Dingen gezwungen wurde, die niemals verziehen werden könnten. Die Tatsache, dass er noch am Leben war, war ein absurder Unfall, weil das Leben für ihn seinen Sinn verloren hatte. ‚Vorher war es Leben', sagte er. ‚Heute ist es nur Vorhandensein' (vgl. Kellermann, 2001)."

4.5 Demenz

Viele ehemalige jüdische NS-Verfolgte leiden unter nicht verarbeiteten Traumata. Allein diese Ausgangslage ist für die PflegerInnen in Senioreneinrichtungen eine besondere Herausforderung. Die Reaktionen der betreuten Menschen sind für das Personal oft nicht absehbar. Kommt der Aspekt der Demenz hinzu sind die Personen in ihrer eigenen Erlebniswelt gefangen, und Gefühle und Erinnerungen haben einen spezifischen Stellenwert. Die Folgen von traumatischen Erfahrungen in den verschiedenen Lebensgeschichten der Betroffenen stellen für sie selbst und für das Pflegepersonal verstärkte Schwierigkeiten dar. Das Erkennen, dass ein Mensch traumatisiert ist und wie Retraumatisierungen verhindert werden können, sind in der Relation mit einer demenziellen Erkrankung näher zu beleuchten. Um den Zusammenhang und die daraus resultierenden Folgen dieses Zustands näher zu bestimmen, ist es notwendig, zunächst eine kurze Krankheitsbeschreibung der Demenzerkrankung vorzunehmen.

4.5.1 Klassifizierung Demenz

Aus dem lateinischen übersetzt bedeutet „de-" weg und „mens-" Geist, Verstand. Damit ist das wesentliche Merkmal einer fortgeschrittenen Demenzerkrankung vorweg genommen, nämlich die Abnahme der geistigen Leistungsfähigkeit (vgl. Falk, 2004, S. 32). Es gibt eine ganze Reihe an Symptomen, welche bestätigen, dass Störungen des Kurzzeitgedächtnisses und der Merkfähigkeit vorliegen. Weiterhin nehmen das Denkvermögen der Betroffenen ab sowie die Verrichtung der alltäglichen Fähigkeiten und Fertigkeiten. Im ICD werden zur Diagnose einer Demenzerkrankung die folgenden Leitlinien vorgegeben:

- neu erhaltene Informationen werden wieder vergessen und während des Lebens erworbene Fähigkeiten eingebüßt
- die kognitiven Leistungsfähigkeiten wie das Denkvermögen verringern sich

- Schwierigkeiten, sich in fremden Umgebungen zurecht zu finden, Sprachstörungen und Auffassungsdefitzite

- Stimmungsschwankungen wie Reizbarkeit, Misstrauen und Angstzustände (vgl. Falk, 2004, S. 33)

Der DSM - III- R, das Diagnoseinstrument der Amerikanischen Psychiatrischen Gesellschaft, hat für die Beschreibung der Demenz Ein- und Ausschlusskriterien bestimmt. Aufgrund dieser Kriterien lassen sich zur Diagnose zwei Hauptgruppen mit den dazugehörigen Symptomen bilden (vgl. Zaudig, 1994, S. 20):

1. „die kognitiven Hirnleistungsstörungen

2. die Verhaltensstörungen und Persönlichkeitsveränderungen"

Die wichtigsten Symptome der Demenz sind die Gedächtnislücken, die regelmäßig auftreten. Hinzu kommen im Verlauf der Krankheit weitere Merkmale wie der Verlust der Orientierungsfähigkeit und der daraus resultierenden Desorientierung. Die Aktivitäten des täglichen Lebens nehmen durch das Nachlassen der kognitiven Fähigkeiten ab und können nicht mehr bewältigt werden. Die Betroffenen verspüren die Veränderungen zunächst sehr bewusst und sind teilweise depressiv. Zusätzlich fühlen sie sich verfolgt, beschuldigt und verspüren eine Rat- und Hilflosigkeit. Dieses führt wiederum zu einem gereizten Zustand bis hin zu einem aggressiven Verhalten (vgl. Falk, 2004, S. 32- 37).

4.5.2 Demenzformen

Insgesamt gibt es in Deutschland über eine Million demente Menschen. 50 bis 60 % leiden an der Alzheimer-Krankheit. Dem Begriff Demenz werden unterschiedliche Erkrankungen mit differenzierten Ursachen zugeordnet. Die Demenzen lassen sich in zwei Gruppen einteilen, die primären und sekundären Demenzen (vgl. Falk, 2004, S. 38).

Nach Kastner und Löbach (2007, S. 9) wird aufgrund der Verschlechterung des gewohnten Leistungsniveaus des Betroffenen von einem Demenzsyndrom gesprochen. Die primären Demenzen haben ihren Ursprung in Hirnerkrankungen. Die sekundären Demenzen sind Folgedemenzen, resultierend aus vorherigen Erkrankungen, deren Ausgangslage nicht zwangsläufig im Gehirn liegt. Zu den primären Demenzen gehören unter anderem die Alzheimer-Krankheit und die vaskuläre Demenz. Die Alzheimer-Krankheit ist die häufigste Demenzform und ist mit 50 bis 60 % unter den dementen Menschen vertreten. 15 % haben gefäßbedingte (vaskuläre) Demenzen. Darüber hinaus gibt es auch eine Kombination beider Erkrankungen die ca. 25 % ausmacht. Die Beschwerden der primären Demenz werden auch als degenerativ bezeichnet (vgl. Falk, 2004, S. 39).

Sekundäre Demenzen können als Folge unter anderem von Epilepsie, Vitamin-B12-Mangel oder auch durch Multiple Sklerose verursacht werden. Hier kann bei jedem zehnten Erkrankten die Ursache behandelt werden, wodurch sich die Beschwerden zurückbilden können. Sekundäre Demenzen sind daher reversibel und werden mit ca. 10 % angeführt (vgl. Falk, 2004, S. 39).

Die vaskuläre Demenz entsteht durch Durchblutungsstörungen des Gehirns, wodurch es zum Absterben von Nervengewebe kommt. Die Symptome ähneln denen der Alzheimer-Krankheit. Charakteristisch sind ein plötzlicher Beginn und stufenförmige Verschlechterungen. Hauptursachen sind die Faktoren, die das Risiko einer Gefäßerkrankung erhöhen, wie Bluthochdruck, Diabetes mellitus und Herzerkrankungen (vgl. Elger, 2005, S. 12).

Die Demenz vom Alzheimer-Typ (*kurz:* DVAT) schreitet langsam voran und die Nervenzellen des Gehirns werden irreversibel zerstört. Vom Beginn bis zum Tod des Erkrankten werden ca. sieben Jahre kalkuliert. Dieser Verlauf ist aber stark individuell differenziert. Erstmals hat Alois Alzheimer Anfang des 20. Jahrhunderts die pathologischen Veränderungen, die bei der DVAT auftreten, benannt. Signifikant sind:

- neuritische Plaques (Eiweißablagerungen): Sie bestehen aus dem Protein Beta-Amyloid und bilden sich in den Regionen, denen das Gedächtnis zugeordnet ist

- um die Plaques herum sterben die Nervenzellen ab und das Gehirn schrumpft (Hirnatrophie)

- Abnahme der Neubildung von Acetylcholin, wodurch eine Informationsweitergabe zwischen den Zellen nicht mehr stattfindet (vgl. Falk, 2004, S. 40)

Die Ursachen sind noch nicht ausreichend erforscht. Die aufgezählten signifikanten Veränderungen geben noch keine befriedigende Auskunft über den Ursprung der Erkrankung (vgl. Elger, 2005, S. 11).

Nach Falk (2004, S. 41-43) werden die Ursachen intensiv untersucht, und es wird angenommen, dass die Ursache organischer Herkunft ist. Einige wenige Forschungen haben die biografischen Belastungsfaktoren Betroffener aus dem Vorfeld der Erkrankung untersucht. Merkmale, die häufig auftraten, waren massive psychische und physische Belastungen. Es wird davon ausgegangen, dass es eine Vielzahl an Ursachen gibt, die zu einer Alzheimer-Krankheit führen können. Die frühe Alzheimer-Krankheit ist genetisch bedingt und kann ab dem 40. Lebensjahr auftreten. Es wird daher vermutet, dass viele Gene wechselseitig aufeinander einwirken. Weiterhin können länger anhaltende Entzündungen des Gehirngewebes die Arbeit der Gehirnzellen zerstören.

Der Verlauf der DVAT lässt sich im Allgemeinen in drei Stadien unterteilen. Zu Beginn treten nur kleine Gedächtnislücken und Stimmungsschwankungen auf. Die Reaktions- und Aufnahmefähigkeit verringern sich. Erkrankte sprechen in kurzen und für sie einfachen Sätzen und vergessen oft mitten im Satz, was sie eigentlich sagen wollten. Oft finden sie sich nur noch in ihrer gewohnten Umgebung wohl und sind gegenüber Neuem abgeneigt. Der zunehmende Leistungsabfall wird subjektiv sehr schmerzlich wahrgenommen (vgl. Elger, 2005, S. 9-10). Nach Feil (2002, 52-61) werden Berührungen oft zurückgewiesen oder verweigert. Der Blickkontakt wird bei der Kommunikation nicht gehalten und beim Auftreten einer Gedächtnislücke reagieren die Betroffenen mit Scham.

Im zweiten Stadium werden die Selbstbeherrschung und die Selbstkontrolle als Folge der Gehirnschäden verringert. Soziale Konventionen und gesellschaftliche Regeln können nicht mehr eingehalten werden. Die Erkrankten gehen ihren Erinnerungen nach und verlieren allmählich den Bezug zur Gegenwart. Lebenslang untergrabene Emotionen treten hervor. Gefühle können nicht mehr richtig verarbeitet werden und eine Mitteilung über die eigene Lage ist nicht mehr möglich. Die Sprache ist undeutlich und unverständlich. Körperbewegungen helfen den Betroffenen sich in die Vergangenheit zu flüchten, in der sie sich an eine behütete Situation erinnern. Beispielsweise ist durch das Wiegen des Körpers ein innerlicher Bezug zum „gewiegt werden" in den Armen der Mutter hergestellt. Ein Pflegeheim kann durch die vielen Sinneseindrücke eine Reise in die Vergangenheit werden. Demente Menschen führen symbolische Handlungen durch, um in ihre Erinnerungen zu gelangen. Die Realität ist für den Betroffenen äußerst schmerzlich, wodurch die Flucht in die Vergangenheit verstärkt wird. Das Bewusstsein für den eigenen Körper ist vollständig verloren gegangen. Reize aus der Umgebung führen dazu, dass Erinnerungen mit lebendigen Bildern wieder erlebt werden. (vgl. Feil, 2002, S. 52-61).

Nach Elger (2005, S.10-12) sind Patienten im dritten Stadium komplett auf die Pflege und Betreuung anderer angewiesen. Eine verbale Kommunikation ist unmöglich und Familienmitglieder, Verwandte und Freunde werden nicht mehr er-

kannt. Hinzu kommen körperliche Beschwerden wie Schluckstörungen, Krampf-
anfälle und fehlende Kontrolle über Blase und Darm. Oft folgt eine Bettlägerigkeit
und somit eine erhöhte Gefahr von Infektionen. So ist die Todesursache meistens
eine Lungenentzündung oder eine Herzerkrankung, da das Immunsystem nicht
mehr intakt ist. Das Langzeitgedächtnis lässt zwar im Fortschreiten der Krankheit
nach, bleibt aber, im Gegensatz zum Kurzzeitgedächtnis, welches sehr bald ver-
sagt, zum Teil erhalten. Gerade Erinnerungen aus der Kindheit und Jugend bleiben bestehen. Die dementen Menschen im hohen Alter leben deswegen in der
Vergangenheit. Nach Feil (2002, S. 60) vegetieren die Personen vor sich hin und
der Lebensantrieb ist nicht mehr vorhanden. Weiterhin wird folgende passende
Aussage getroffen:„Es gibt kein Mittel, um herauszufinden, ob sie etwas verarbeiten (vgl. Feil, 2002, S. 61).“

4.6 Person-zentrierter Ansatz zur Pflege von Menschen mit Demenz nach Kitwood

Mithilfe des person-zentrierten Ansatzes nach Kitwood sollen pflegerische Aspekte bezüglich jüdischen demenziell erkrankten Holocaust-Überlebenden dargestellt werden. Der Ansatz dient weiterhin als Grundmodell, um die pflegerischen
Interventionen, vor allem in der Altenhilfe, bei jüdischen traumatisierten und
demenzerkrankten Menschen theoretisch zu begründen. Daher erfolgt in diesem
Teil zunächst erst eine kurze inhaltliche Darstellung des person-zentrierten Ansatzes.

In den 80er Jahren wurde der person-zentrierte Ansatz von Tom Kitwood, einem
englischen Sozialpsychologen, und der Bradford Dementia Group in England ent-
wickelt. Der Anfang der person-zentrierten Pflege ist auf die Klientenzentrierte
Gesprächsführung nach Carl Rogers zurückzuführen. Durch das Dementia Care
Mapping (*kurz:* DCM) und durch Christian Müller-Hergl hat der person-zenrierte
Ansatz von Kitwood zunehmend an Bedeutung und Bekanntheitsgrad gewonnen.
Die DCM ist eine Form der Pflege, welche den Entwicklungsstand und die Verän-
derungen eines Menschen mit Demenz dokumentieren soll.

Nach Kitwood soll die demente Person im Mittelpunkt stehen. Person-zentriertes
Arbeiten bedeutet, den dementen Menschen ernst zu nehmen, ihn in seiner Ei-
genart zu akzeptieren und ihn nicht verändern zu wollen. Weiterhin wird der zu
pflegende Mensch ganzheitlich betrachtet in Anlehnung an das humanistische
Menschenbild, wo der Mensch als eigenständige und wertvolle Persönlichkeit gilt.
Es gibt nur den Begriff „ein Mensch mit Demenz“ und nicht Demente oder De-

menzkranke. Die zentrale Aussage Kitwoods ist, dass es bei der Demenz um das Personsein des Menschen geht. Das betrifft neben dem Menschen mit Demenz auch die Pflegenden. Das primäre Ziel des person-zentrierten Ansatzes ist, das Personsein des Menschen mit Demenz zu erhalten, zu unterstützen oder es auch wieder aufzubauen. Der Begriff des Personseins wird nach Kitwood wie folgt definiert: „Personsein ist ein Stand oder Status, der dem einzelnen Menschen im Kontext von Beziehung und sozialem Sein von anderen verliehen wird. Er impliziert Anerkennung, Respekt und Vertrauen (vgl. Kitwood, 2005, S.27)."

Nach der Definition ist das Hauptanliegen von Kitwood, dass die Person mit Demenz in ihrem vollen Menschsein anerkannt wird. Das Personsein wird durch positive Beziehungen zu Mitmenschen aufrechterhalten. Gesunde Menschen sind in der Lage, diese Beziehungen günstig zu beeinflussen. Menschen mit Demenz haben diese Fähigkeit im Fortschreiten ihrer Erkrankung nicht mehr. Sie können ihr Personsein nicht mehr von alleine aufrechterhalten. Sie brauchen daher andere Menschen, die durch ihre Unterstützung dabei helfen, Beziehungen und Begegnungen zu ermöglichen und die Tätigkeiten oder auch Wünsche erfüllen. Nach Kitwood ist ein „relatives Wohlfühlen" trotz der Demenzerkrankung möglich, wenn andere diesen Menschen in seinem Personsein unterstützen. Das Wohlbefinden des zu pflegenden Menschen tritt in positiven Gefühlszuständen zutage. Das Wort „relativ" verdeutlicht jedoch, dass ein ganzheitliches Wohlfühlen bei Menschen mit Demenz nicht möglich ist, da die Erkrankung mit vielen Verlusten verbunden ist. Der emotionale Bereich im Menschen bleibt allerdings bis zum Schluss bestehen, denn Menschen mit Demenz können ihren Gefühlen Ausdruck verleihen und reagieren sensibel auf die Stimmungen ihrer Mitmenschen. Wenn sie sich wohl fühlen, leben sie trotz ihrer kognitiven Einschränkungen Freude aus und können sich körperlich entspannen. Es geht daher bei Kitwood um die Wahrnehmung und Beobachtung des Wohlbefindens des Menschen mit Demenz. Es geht nicht um die Reduzierung von Krankheitssymptomen, sondern um den Erhalt des Personseins. Die personzentrierte Haltung zeichnet sich durch drei Merkmale aus, die Empathie, die Akzeptanz und die Echtheit. Unter der Empathie ist ein einfühlendes Verstehen der Erlebniswelt des Menschen mit Demenz gemeint. Es bedeutet, sich in das Erleben und in die Gefühle hineinzuversetzen mit der klaren Abgrenzung seitens des Pflegenden, dass dieses nicht seine eigenen Gefühle sind. Akzeptanz bedeutet, den Menschen in seinem ganzen Dasein anzunehmen und seine persönliche Art und Weise zu achten, auch wenn diese nicht mit der persönlichen Einstellung übereinstimmen. Kongruent zu sein bedeutet, mit sich selbst übereinzustimmen. Pflegende sollten sich so zeigen, wie sie wirklich in ihrer Person sind, da Menschen mit Demenz sehr sensibel auf Unechtheit reagieren.

Menschen mit Demenz haben neben den körperlichen Bedürfnissen bestimmte seelische (psychische) Bedürfnisse. Kitwood geht davon aus, dass es das allumfassende Bedürfnis nach Liebe ist, welches alle Menschen miteinander verbindet. Die Bedürfnisse von Menschen mit Demenz unterscheiden sich nur darin, dass sie ihre Bedürfnisse oftmals nicht mehr direkt mitteilen können. Pflegende müssen daher die individuellen Bedürfnisse sensibilisiert wahrnehmen. Kitwood hat hierfür fünf zentrale Bedürfnisse aufgestellt, zu denen Trost (Geborgenheit, Gefühl der Sicherheit), primäre Bindung (Verlust einer primären Bindung verhindert das Gefühl von Sicherheit), Einbeziehung (Einbindung in eine soziale Gruppe), Beschäftigung (ohne Beschäftigung lassen die Fähigkeiten rapide nach) und Identität (sich mit der eigenen Lebensgeschichte identifizieren) gehören. Mit der Befriedigung der Bedürfnisse fühlen sich die Menschen mit Demenz wertgeschätzt, und das Selbstwertgefühl wird gestärkt. Weiterhin sollten die Pflegenden Interaktionsfähigkeiten aufweisen. Anerkennung, Feiern, Zusammenarbeit oder auch das Entspannen sind positive Interaktionen, die die Arbeit qualitativ aufwerten und die nach Kitwood Zugangswege für die tägliche Arbeit mit den Bewohnern bilden. Der Mensch mit Demenz wird in Pflegehandlungen mit einbezogen, kann soweit dies möglich ist mit entscheiden und wird in gesellschaftliche Runden des Feierns eingebunden. Ebenfalls gibt es Interaktionen, die von dem Betroffenen ausgehen und die seitens des Personals befriedigt werden sollten. Durch die Interaktion ist es möglich, einen Zugang zu der Lebenswelt des Menschen mit Demenz zu bekommen. E gibt weitere Zugangswege, die vorwiegend psychotherapeutisch fundamentiert sind:

- die Validation (validation): die „subjektive Wirklichkeit" wird voll und ganz akzeptiert

- das Halten (holding): verborgene Traumata und Verwundbarkeit können durch psychologisches und körperliches Halten nach außen gebracht werden

- das Erleichtern (facilitation): Der Mensch mit Demenz wird in eine Lage versetzt, in der es ihm möglich ist etwas zu tun, was er sonst nicht könnte

Kitwood beschreibt die Demenz mit einer Vielzahl von differenzierten Interaktionarten, die sich wechselseitig beeinflussen. Somit kann es auch vorkommen, dass der Mensch mit Demenz die Führungsrolle übernimmt und soziale Fähigkeiten und Fertigkeiten zeigt (Schöpferisch sein-„creation") oder die Person selbst Zuneigung, Dankbarkeit und ihre Hilfe anbietet (Geben-„giving"). Die Interaktionen sollten immer positiv fundiert sein und die Empathie der Pflegenden sollte darauf ausgerichtet sein, auf das Verlangen des Menschen mit Demenz einzugehen, mit auftretenden Veränderungen mitzugehen und dabei zu helfen, dass Handlungseinheiten abgeschlossen werden können. Pflegende müssen neben allgemeinen therapeutischen Kompetenzen spezifische Kompetenzen bei Menschen mit Demenz beherrschen (beispielsweise Pflegeinterventionen wie die Biografiearbeit, Erinnerungspflege, Musiktherapie etc.). Vor allem das Wissen über die Lebensgeschichte des Menschen mit Demenz ist wichtig, um sein Verhalten und seine Bedürfnisse besser zu verstehen. Eine gute Pflege mindert den Stress und fördert die Nervenfunktionen. Kitwoods Ziel ist es, das Personsein durch den gesamten Verlauf der Demenz hindurch aufrechtzuerhalten und einen personzentrierten Tod zu ermöglichen (Kitwood, 2005, S. 26-188).

5 Schnittstelle zwischen Demenz und Retraumatisierung

Das Zusammenwirken von Trauma, Alter und Demenz schafft für Holocaust-Überlebende, die ihre erlebten Traumata und die damit verbundenen Gefühle über Jahre hinweg unterdrückt hatten, Bedingungen, die das mit viel Kraft und Mühe aufrechterhaltene Gleichgewicht der Betroffenen erschüttern. Mit zunehmendem Lebensalter und durch das Fortschreiten einer Demenzerkrankung wächst die Notwendigkeit für eine medizinische und pflegerische Versorgung. Unter diesen Umständen wächst das Risiko für Retraumatisierungen an (vgl. Leonhard, 2005, S. 38-40). Die Gegebenheiten für die Entstehung von multiplen Retraumatisierungen sind breit gefächert, und die Erinnerungen sind mit dem gleichen Grad an Schrecken und intensiven Gefühlen verbunden wie die eigentliche Situation. Die Handlungen des Pflegepersonals werden hierbei mit dem unmenschlichen Handeln der Nationalsozialisten gleichgesetzt. Die Extremsituationen werden noch einmal in ihrer kompletten Intensität erlebt. Das Gefühl der Angst und der Bedrohung lösen beim Betroffenen unendlich starke Seelenqualen aus.

5.1 Methodisches Vorgehen

Für den folgenden Teil der Arbeit wurden Interviews in einem jüdischen Altenwohnheim durchgeführt, in dem Überlebende des Holocausts betreut werden. Für demenziell erkrankte Bewohner steht hier ein speziell ausgebildetes gerontopsychatrisches Pflegepersonal zur Verfügung. Der Fokus wurde bei den Interviews auf das Zusammenwirken der Demenz und der Retraumatisierungen bei jüdischen Holocaust-Überlebenden gelegt. Aus Datenschutzgründen bleiben die Befragten anonym sowie auch der Name der Einrichtung und deren Standort. In dem Interview mit zwei Pflegekräften, die im unmittelbaren Kontakt mit der Zielgruppe stehen, und ein kurzes Gespräch mit der Pflegedienstleitung, legen die Gefahr und das Erleben einer Retraumatisierung in Relation zu einer Demenz aus Sicht der Bewohner und auch aus pflegerischer Perspektive dar. Beide Interviewpartner wurden parallel interviewt, da während der eigentlichen Arbeitszeit interviewt wurde, und brachten für die aktuellen Lebenssituationen und Geschehnisse der Bewohner biografische Beispiele, die einen Zusammenhang zwischen der Retraumatisierung und dem vergangenen erlebten Trauma belegten. Die Interviewzeit betrug ca. 60 Minuten und wurde auf einer Audiokassette aufgezeichnet. Das Interview selbst wurde als semistrukturiertes Leitfadeninterview durchgeführt. Die Daten des Interviews sollen helfen, Aufschluss über die Schnittstelle der Demenz und der Retraumatisierung zu geben. Der Vorgang des Transkribierens erfolgte durch eine Wort-für-Wort-Aufzeichnung, jedoch ohne die Dokumentation jeder Pause mit entsprechender zeitlicher Dauer und ohne die Umschrift von Dialekt und Umgangssprache. Die Transkripte ergaben einen Text von ungefähr 14 Seiten und sind in Kapitel 0 abgelegt.

Im Gespräch mit der Pflegedienstleitung wurden handschriftliche Notizen in eigenen Worten angefertigt und sind in Kapitel 0. angehangen.

5.2 Demenz und Retraumatisierung

> „....‚Schindlers Liste'....es ist eine Gutenachtgeschichte. Im Vergleich zu dem, was da wirklich abgelaufen ist...."

Der wesentliche Aspekt im Zusammenhang einer demenziellen Erkrankung und des möglichen Erlebens einer Retraumatisierung durch traumatische Erfahrungen ist, dass das Langzeitgedächtnis bis zum Tod zum größten Teil vorhanden bleibt. Die Betroffenen leben daher in ihrem vergangenen Leben und durch den Verlust des Kurzzeitgedächtnisses ist es nicht mehr möglich, zwischen der Gegenwart und den bedrohlichen Ereignissen in der Vergangenheit zu unterscheiden. Menschen, die zurzeit des Holocausts Kind waren und um ihre Leben bangten, fallen wieder in dieses Stadium zurück. Das Erleben findet in der Vergangenheit statt:

> P1: „Und ich denke, inwieweit beeinflusst die Demenz die Erinnerung. Je stärker Demenz, desto stärker auch irgendwie die Erinnerung."

> P2: „Die leben einfach in der Vergangenheit."

> P1: „Weil das was jetzt ist, mehr weg ist. Mehr verschwindet."

> P1: „Wir sagen, so ein Mensch mit Demenz, der etwas Schlimmes erlebt hat, der erinnert sich, aber er weiß nicht, dass das schon war."

> P2: „Die sind einfach, die erleben das einfach noch mal. Die sind komplett, komplett da, wo die schon mal waren...."

> P1: „Ansonsten, zum Beispiel hier bei jemandem, da war es, der hat ein Buch darüber geschrieben und man konnte keine Retraumatisierungen sehen, bis er sehr krank und dement war und er immer gesagt hat: ‚Sie kommen, sie kommen. Sie werden Experimente machen und unser Blut aussaugen.'"

Ist die Kognition nicht mehr vorhanden und eine Kommunikation über die Sprache nicht mehr möglich, so sind demente Menschen nicht mehr zugänglich. Sie sind nicht in der Lage, vom Pflegepersonal erreicht zu werden und sind in ihrer damaligen Situation gefangen. Bedingt durch die Krankheit ist es nicht möglich, den traumatischen Erinnerungen zu entkommen. Durch diesen Aspekt sind die Vermeidung und auch das Erreichen eines Bewohners seitens des Pflegepersonals während einer Retraumatisierung fast unmöglich:

> P1: „Ich denke auch die Schwierigkeit, die bereiten, sind Tatsache vor, dass gerade in, je stärker Demenz ist, desto schwierig ist das den Menschen zur Realität heraus zu holen. Ich denke, dass bereitet auch die größte Schwierigkeit."

> P1: „Sie müssen sich das auch so vorstellen, sie sagen, dass diese Kurzzeitgedächtnis leidet, und dann kann passieren, dann kommt zum Bewohner schon seit einem Jahr jeden Tag und sagt: ‚Ich bin der Vladimir.' Und in 5 Minuten weiß der Bewohner nicht mehr, dass das der Vladimir ist ...."

Durch das permanente Leben in der Vergangenheit und desto traumatisierter ein Mensch ist, umso mehr tauchen Traumata in der Erinnerung auf. Weiterhin spielen die Demenzstadien eine große Rolle, wie ausgeprägt und massiv die Retraumatisierung verläuft:

> P1: „Was mir aufgefallen ist, war so mein Gedanke, dass die Leute in der Demenz eher in diese Trauma zurück fallen, durch irgendwelche Auslöser, was ohne Demenz, habe ich mir gedacht, nicht passieren würde. Also das war schon für mich auffällig."

> P2: „Je stärker die Demenz ausgeprägt ist, desto schlimmer ist das. Man vergisst ja einige Sachen, die jetzt gerade passiert sind. Man hat aber das Langzeitgedächtnis, je stärker die Demenz ausgeprägt ist, desto schlimmer ist das Ganze, desto mehr ist das Langzeitgedächtnis präsent."

Es gibt kaum eine Möglichkeit, in der Form einer demenziellen Erkrankung, einer schmerzhaften Erinnerung aus dem Weg zu gehen, denn die Kontrolle über das eigene Ich schwindet durch das kontinuierliche Fortschreiten der Erkrankung:

> P1: „Weil der Bezug zu Realität, Orientierung zum Zeit, Raum, Person mit fortschreitender Demenz auch vor dieser Verlust dieser Realität zu dieses Bezugs schreitet auch vor, um so schwieriger ist das dann."

> P2: „Es ist auch grundsätzlich so ohne traumatisiert zu sein, lebt man wenn man demenziell verändert, lebt man mehr in der Vergangenheit und wenn man natürlich traumatisiert ist, dann lebt man in diesem Lebensabschnitt, wo man traumatisiert wurde. Da ist das auch ganz extrem. Es wird dann deutlich einfach."

Am Ausmaß der Rückerinnerung kann das Pflegepersonal auch erkennen wie groß die psychische Not des Überlebenden ist (vgl. Leonhard, 2005, S. 39-40). Die Betroffenen geben nach der Ankunft im Pflegeheim ihr soziales Netzwerk und ihre bisherige Wohnsituation auf. Durch diesen Verlust erleben sie vor allem den Wegfall von Kontrolle und Sicherheit. Die Kontrolle über den eigenen Körper ist aufgrund der Demenz oft nicht mehr gegeben und sie sind auf die Körperpflege seitens des Pflegepersonals angewiesen.

Weiterhin hängt es, wie schon erwähnt, auch vom Fortschreiten der Demenz ab, inwieweit ein Bewohner während einer Retraumatisierung erreicht werden kann. Es gibt Menschen auf der einen Seite Menschen, die können sich überhaupt nicht mehr mitteilen, und es gibt auf der anderen Seite Menschen, die ihr komplettes Umfeld und ihre Umgebung beschreiben. Dieses tritt allerdings erst in fortschreitenden Verlauf der Krankheit auf, wenn die Kontrolle über das Schweigen der vergangenen Erlebnisse verloren geht:

> P2: „Eher später. Da wo sie noch mehr orientiert sind, passiert es eher seltener, dass sie sich mitteilen...."

> P2: „Die einfach so in dieser Situation stecken, die das Umfeld beschreiben können. Die beschreiben das nicht weil sie beschreiben wollen, sondern weil sie einfach da leben. Das ist ihre Umwelt. Sie sind dann komplett dort. Und somit können die gerade sagen, was da passiert. Was für ein Ereignis gerade stattfindet."

5.2.1 Schweigen als Überlebensstrategie

> „Sie wurden, wie gesagt, körperlich befreit und bleiben seelisch gefangen...."

Es ist mittlerweile bekannt, dass schwer traumatisierte Holocaust-Überlebende „Schweigen" als Überlebensstrategie nutzen. Schmerzliche Erinnerungen werden somit ausgeblendet und sogar soweit verdrängt, dass sie beim Betroffenen selbst im Bewusstsein vergessen werden können und nur im Unterbewusstsein manifestiert bleiben. Dieses dient auch als Schutzfunktion, um einer Konfrontation mit den schmerzlichen Erfahrungen aus dem Weg zu gehen und sich dadurch vor neuen Gedanken und Gefühlen das Erlebte betreffend zu schützen. Dadurch werden die erlebten Traumata aber weder verarbeitet noch angenommen und nicht in das „Selbst" integriert. Diese Sprachlosigkeit wirkt sich weiterhin auch auf die Beziehungen innerhalb der Familie aus. Es wird und kann nicht über das Erlebte gesprochen werden, so dass oftmals die Kinder die Vergangenheit ihrer Eltern nicht kennen. Neben ihrem eigenen Schutz wollen die Eltern auch die Kinder schützen und sie nicht mit dem Schrecken der Vergangenheit konfrontieren. Das Sprechen über das Trauma würde beim Betroffenen solche schmerzvollen Erinnerungen auslösen, dass sie lieber das Schweigen und „Vergessen" wählen, um endlich ins Leben zurückkehren zu können (vgl. Leonhard, 2005, S. 52-56). Das ist allerdings nur möglich, solange das Bewusstsein auch funktioniert und nicht durch eine demenzielle Erkrankung verändert wird. Dadurch schwindet die Kontrolle über das Erinnern bzw. an das, was nicht erinnert werden möchte, und verfällt letztlich gänzlich. Die unterdrückten Wunden reißen in ihrer völligen Intensität wieder auf, verstärkt durch den Verlust der zeitlichen und räumlichen Orientierung:

> P1: „Und dann gibt es auch gleichzeitig Fälle, wo die Leute nie darüber gesprochen haben. Aus dem Grund, die wollten das nicht, sie wollten damit nicht die Kinder konfrontieren. Für sie war das diese, wie heißt da, diese Bewältigungsstrategie. Wir haben eine Bewohnerin, sie lebt immer noch und die Kinder haben nicht gewusst, was die Mutter erlebt hat. Erst wenn Mutter krank war und sie haben angefangen, die Papiere zu sortieren, sind sie auf die Papiere gestoßen, was die Mutter alles so erlebt hat. Sie wussten das nicht. Sie haben erst dann das erlebt. Oder es gibt welche Kinder, die sagen: ‚Ich weiß, meine Mama war in dem und dem Lager, oder Papa'. Aber ich kann ihnen gar nichts sagen, weil die Kinder sagen auch die haben es versucht, die Eltern auszufragen."

> P2: „Die blocken ab und man kriegt da nichts raus. Die würden eventuell einen fremden Menschen eher etwas erzählen, als den eigenen Kindern. Es ist ganz oft so, dass Kinder absolut nicht wissen, was die Eltern erlebt haben, wo sie überhaupt waren im zweiten Weltkrieg, ob sie im Lager waren oder im Exil. Die wissen absolut nichts. Die Eltern, das ist so ein Schutzmechanismus, die wollen die Kinder einfach damit nicht konfrontieren. Und somit wissen auch die Kinder nicht, und wenn wenn wir auch hier Biographie erstellen, dann können oft die Kinder uns gar nichts sagen. Die Kinder von sich aus versuchen es raus zu kriegen, aber die Eltern blocken es ab."

5.2.2 Überlebensschuldgefühle

Ein weiters Phänomen, welches im Verlauf der Demenz wieder stark hervor tritt sind die Überlebensschuldgefühle. Nach Leonhard (2005, S. 56-60) entstehen Schuldgefühle paradoxerweise durch eine gewalttätige und erniedrigende Behandlung durch andere Menschen. Betroffene messen sich einen Teil der Verantwortung für das Geschehene bei und entwickeln daher Schuldgefühle. Zu ihrer eigentlichen Belastung durch das erlebte Trauma kommen also stumme Überlebensschuldgefühle hinzu, die als „survivor guilt" bezeichnet werden. Da die Wut und der Hass der Verfolgten nicht frei gezeigt werden, richten sich diese Emotionen gegen sie selbst. Sie geben sich die Schuld, nicht alles dafür getan zu haben, um ihre Familienmitglieder zu retten. Die Tatsache, dass sie überlebt haben und um sie herum teilweise die ganze Großfamilie, das Dorf mit all seinen Bewohnern ausgelöscht wurde, trägt zu einer anomalen und intensiveren Empfindung ihres eigenen Überlebens bei. Die, die am meisten vom „survivor guilt" betroffen sind, sind Eltern, die ihre Kinder während des Holocausts verloren haben. Auch haben Überlebende neu geheiratet und große Schwierigkeiten, ein liebendes Verhältnis zum neuen Ehepartner und den Kindern aufzubauen:

> P1: „....Der Vater war in Auschwitz auch und der hatte dieses Syndrom, wo er keine feste Bindung machen könnte. Der war dann mehrmals verheiratet und auch oft zu Kindern so nicht richtig...."

> P2: „Sie nehmen einfach Abstand damit, weil weil sie noch im Kopf haben, dass wenn sie zu engen Kontakt haben, kann den Kindern dann vielleicht etwas passieren."

> P1: „Dieses Beziehungsproblem, ich habe von mehren Menschen gehört, dass das auch ein Problem ist. Nicht nur diese Überlebensschuld des Überlebens, sondern auch diese Beziehung. Die haben Probleme, Beziehungen zu führen. Ich kann mich erinnern an einen Herr, der war auch in Auschwitz, der war hier bei uns auf fünfte Etage und dann ganz stark mit Alkohol. Der hat ganz stark getrunken."

Gerade in der Demenz ist es nicht mehr möglich, diese Gefühle auszublenden. Sie kommen in verstärkter Intensität wieder zum Ausdruck. Der Verlust des eigenes Kindes, für dessen Überleben nichts getan werden konnte und die Tatsache, dass das Kind zeitlich und auch örtlich vor den Eltern sterben musste, wird durch die demenzielle Veränderung des Bewusstseins verstärkt. Der Schrecken der eigentlichen erlebten Situation und die daraus resultierenden Schuldgefühlen können nicht mehr abgespalten werden, sondern sind permanent vorhanden und werden durchlebt:

> P1: „....zum Beispiel Frau X, der aus den eigenen Händen das Kind für die Gaskammer genommen wurde, das Kind hatte gesagt: ‚Mama, ich habe keine Angst. Ich mache die Augen zu und ich weiß, es wird ganz schnell vorbei gehen. Es wird ganz schnell vorbei sein, aber ich freue mich, dass du leben bleibst.' Ich denke da gibt es nicht viel zu bewältigen. Und das ist was Gravierendes, ganz ganz schlimm, was da passiert. Oder zum Beispiel wir haben eine Bewohnerin gehabt, die hat mit diesem Schuldgefühl, also mit dieser Schuld des Überlebens das ganze Leben lang gelebt. Bis zum letzten Tag und sie hat, also immer wiederholt, sie schuld, es war eine Familie, wo Mutter, Vater und zwei Schwestern. Ihre Schwester war sehr begabt, talentiert, war eine Kinderärztin und hatte studiert. Und dann kam die Zeit und wurden nach Auschwitz deportiert und die Schwester war von Geburt an behindert. Ein Bein war kürzer als das

andere. Somit war auch ganz klar, sie wird vernichtet. Als ein nicht vollwertiger Mensch. Und diese Frau, die zweite Schwester, die ist bei uns gestorben ist, die hatte im Transport, hat man ihr gesagt: ‚Halte dich, klammere dich nicht an deine Mutter. Du bist schon erwachsen und wenn du dich an deine Mutter klammerst, dann sieht man, ihr seid Mutter und Tochter. Und dann wird man zwischen euch beiden entscheiden. Eine bleibt leben zum Arbeiten und andere vernichten.' Also diese Selektion. Und das war ihr klar und beim Ankommen hatte sie doch so viel Angst bekommen, dass sie sich doch an die Mutter geklammert hat. Vielleicht wäre die Mutter auch so aussortiert oder ausselektiert. Also ausgesucht zum Sterben. Weiß man nicht, aber für sie war klar bis zur letzten Sekunde ihres Lebens, sie ist schuld an Vernichtung ihrer Mutter. Nur sie, für sie war das im Kopf ganz klar eingeprägt. Das lag nur in ihren Händen in diesem Moment, bleibt ihre Mutter leben oder wird sie vergast. Und sie wurde vergast. Und sie wusste, wusste ganz genau, diese Frau, nur sie ist schuld, die Einzige, Schuld an Tod ihrer Mutter. Und bei dieser Frau war auch ganz klar zu sehen, bei ihr waren das Phasen, sie war auch dement verändert, aber noch nicht so stark und eigentlich ganz gut zur Realität zur Zeit, zu allem orientiert. Aber plötzlich sie konnte hysterisch werden. Auf etwas so aggressiv reagieren, was, du hast nicht verstanden, wieso so eine Reaktion jetzt, sie hat geweint und hat sich entschuldigt. Die letzte Nacht, wo sie gelebt hat, sie war dann in diesem Prozess und es war klar, sie lag im Sterben und die Nachtwachen haben richtig Schwierigkeiten gehabt, sie zu versorgen, weil sie schon nicht mehr bei Bewusstsein, aber konnte sie nicht anfassen, man konnte sie nicht pflegerisch versorgen, weil durch ihre Äußerungen, Gestik, Mimik durch Motorik hat man gesehen, hat man ganz klar gesehen, sie hat diese letzte Nacht noch einmal in Auschwitz verbracht. Es war wirklich schrecklich. Und dann haben wir nur gesagt, dass oft Menschen, wenn sie krank sind, wenn sie gestorben sind, dann haben sie eigentlich Ruhe und Entspannung im Gesicht. Diese Frau war auch mit Abstand, also mit Abstand, war der größte Unterschied, sie lag dort tot, mit einer tiefsten, eingeprägten Qual im Gesicht. Und bis zum letzten Atemzug, sie war in Auschwitz wieder. Ihre letzte Nacht war sie dort."

P2: „Könnte man sagen. Man hört es immer wieder, man spricht von einigen Familie, die sind alle umgekommen und ich lebe. Das hört man ganz oft. Ja."

P2: „Schuldgefühle, immer wieder."

5.2.3 Auslöser und Reaktionen

Im Hinblick der individuellen Geschichte jedes einzelnen Bewohners einer Pflegeeinrichtung gibt es bestimmte Trigger (Auslöser), die an Ereignisse während der Verfolgung im Holocaust erinnern. Das durch vielfältige psychische Strategien verdrängte Trauma wird wieder aktiviert und bringt schmerzvolle Erinnerungen zurück ans Tageslicht (vgl. Leonhard, 2005, S. 164-165). Die normalen Gegebenheiten im Alltag der Einrichtungen können schmerzvolle Erinnerungen auslösen und gerade Menschen mit Demenz sind diesen Auslösern vollkommen ausgesetzt. Die medizinischen und pflegereichen Erfordernisse verdeutlichen oft, wie sehr Gegebenheiten im Alltag traumatische Erinnerungen auslösen und die gegenwärtige Situationen zur damaligen Situation werden lassen. Eine Pflegeperson ist, soweit es möglich ist, mit der Biografie des Überlebenden vertraut. Dennoch ist es nicht möglich, jedes Detail eines schwerwiegenden Traumas zu kennen, wodurch Sachverhalte und Gegenstände zum Auslöser einer Retraumatisierung werden können, womit eine Pflegekraft nie gerechnet hätte (vgl. Leonhard, 2005, 228-231). Eine prekäre Situation, die immer wieder in der Arbeit mit Holocaust-Überlebenden erwähnt wird, ist die Angst vor Duschen. Viele Überlebende verweigern es, eine Dusche zu betreten und können in vehemente Hysterie und Abneigung ausbrechen, wenn sie eine Dusche nur sehen. Somit gilt die Dusche als ein schwerwiegender Trigger (Auslöser) für Retraumatisierungen (vgl. Leonhard, 2005, S. 216).

Wenn die Bewohner schon länger in der Pflegeeinrichtung leben, hat das Pflegepersonal oftmals die Bedürfnisse und Abneigungen der Betroffenen herausgefiltert und kann gezielt Gegebenheiten vermeiden, die eine Retraumatisierung auslösen könnten. Ist der Bewohner allerdings neu und auch die Kinder können über die Biografie nicht viel berichten, können die Pflegeeinrichtung und die Pflegeinterventionen multiple Auslöser für Retraumatisierungen beinhalten:

> P2: „Es kann auch etwas sein, was man sich im Leben nie vorstellen kann. Und das kann wirklich auslösend sein. Gerade ist das schwierig, wenn der Bewohner schon hier eine Zeit lang lebt, dann kennt man den Bewohner einigermaßen und dann versucht man, das Ganze auszuschließen. Und gerade, wenn die Bewohner neu kommen und man weiß es nicht. Dann kann es schwierig werden."

Hat eine Retraumatisierung erst mal eingesetzt ist es für den dementen Menschen nicht möglich zu verstehen, dass diese Situation zur Vergangenheit gehört. Die Pflegerin oder der Pfleger wird zum Nazi und das Wohnheim zum KZ. Auch aus dem Interview geht hervor, dass Auslöser vielfältig und nicht berechenbar sind. Je nach dem Stadium der Demenz verliert sich der Bewohner stark oder weniger stark in einer Retraumatisierung:

> P1: „Wir haben hier einen Bewohner gehabt, das ist schon vor langer Zeit, der hat auf einmal plötzlich und keiner hat gewusst, was Auslöser war. Der hat sich verbarrikadiert im Zimmer, Koffer gepackt, abholbereit. Zum Beispiel, das war der Auslöser. Man weiß nie genau, manchmal können das ganz simple Sachen sein."

P1: „….wenn Bewohner krank war und ein Transport ins Krankenhaus nötig war. Ein Bewohner, der was erlebt hat, haben wir immer auch gesagt, bitte, also die Leute meinen das nicht böse, aber sie sagen dann: ‚So, jetzt hinlegen *(Befehlston)*.' Bitte vorsichtig, der Mensch hat KZ überlebt. Haben wir immer gesagt. Weil gerade bei Dementen ist sehr wichtig, bekannte, vertraute Umgebung. Und dann auf einmal wird der Mensch daraus rausgerissen. Muss zu irgendeinem Auto, Krankenhaus, Notaufnahme, wo alle so irgendwie hin und her laufen. Etwas viel reden. Das kann ganz schnell ein Auslöser sein. Und dann weiß gerade nicht, wo er gerade ist."

P2: „Er kann auch schon so darauf reagieren, wenn man nur sagt: ‚Transport zum Krankenhaus.' Wenn man Transport sagt, wenn man abtransportiert wird. Dann kann man auch schon drauf reagieren. Da muss man bei manchen Bewohnern einfach aufpassen, was man sagt und wie man es sagt. Das ist schon nicht unwichtig."

P1: „….Frau X3 begann und wir wissen nicht, was der Auslöser war. Weil sie alle so geliebt haben und alle gehen so mit ihr um. Sie hat gesagt, Papier, Papier und Stift wollte sie und dann hat sie auf Polnisch geschrieben einen Brief. An ihren Bruder, dann konnte uns auch die Tochter nicht erklären: ‚Bitte, du musst uns helfen, wir brauchen so und so viel Geld, weil dann können wir bezahlen und neue Papiere kaufen.' Und die Tochter stand da und ich habe der Tochter diesen Brief gegeben. Und sie war mit Tränen. Und die Frau X3 hat drei Tage diese Briefe geschrieben, wieder geschrieben, durchgestrichen und wieder geschrieben."

Oftmals hören Betroffene in einem fortlaufenden Stadium auf, Deutsch zu sprechen und verfallen wieder in ihre Muttersprache. Die in der Kindheit erlebten Traumata, welche über Jahre versucht wurden zu vergessen, um dem Schmerz nicht Tag für Tag ausgesetzt zu sein und vor allem um nicht verrückt zu werden, werden durch ganz gewöhnliche Umstände und Gegenstände wieder hervorgerufen. Dieses bedeutet für den Bewohner eine massive psychische und oftmals auch physische Qual. Das eigentliche „Vergessen" in der Demenz ist für die Holocaust-Überlebenden so tückisch, da das langjährig aufgebaute gesteuerte Erinnern wegfällt und die traumatischen Erfahrungen wieder auftreten, als wenn genau diese Situation zu diesem Zeitpunkt wieder auftritt. Die gängigsten Trigger, die beispielsweise nach Liebermann aufgeführt sind, können zwar im Pflegealltag besonders beachtet werden, doch die jeweiligen individuellen Trigger der Bewohner sind nur durch intensives Kennen zu vermeiden und sogar hier, wie es auch aus dem Interview hervor ging, gibt es Retraumatisierungen, deren Auslöser noch nicht einmal erkannt bzw. nachvollzogen werden können.

5.2.4 Interventionen seitens des Pflegepersonals

Die pflegerische Betreuung von jüdischen traumatisierten Holocaust-Überlebenden stellt besondere Anforderungen an das Pflegepersonal. Die Unterstützung durch die professionelle Pflege fordert den kompetenten Umgang mit Überlebenden, die zum größten Teil jahrelang geschwiegen haben, weil sie Grausames erlebt haben, und kognitiv nicht mehr erreichbar sind (vgl. Leonhard, 2005, S. 71).

Weitzel-Polzer entwickelte zu diesem Aspekt der pflegerischen Betreuung von Holocaust-Überlebenden ein Pflegeprofil, welches in Zusammenarbeit mit einem jüdischen Altenpflegezentrum entwickelt worden ist. Zu den elementaren Anforderungen an das Pflegepersonal gehören der Kenntnisstand über geschichtliche Zusammenhänge, Retraumatisierung, Schuldgefühle, affektive Störungen und der Umgang mit Emotionen wie beispielsweise Ängste. Die Möglichkeit der Erinnerung durch auslösende Gegebenheiten steht hierbei im Vordergrund. Das Pflegepersonal sollte dem Bewohner permanent mit Vorsicht und Zurückhaltung gegenüber treten und ihm nichts überstülpen wollen. Daneben ist die Validation eine gute konzeptionelle Grundlage für die Arbeit mit Überlebenden (vgl. Weitzel-Polzer, 2002, S. 194):

> P1: „Bei Demenzkranken, ich würde auch sagen, grundsätzlich wir haben das erlebt, also ich habe das erlebt, bei Bewohnern, die noch ganz klar zur Realität orientiert waren, dann ist das eine Bewältigungsstrategie, so weit es geht und es geht wenn man ehrlich ist, ist es schwer und nicht immer den Bewohner zu Realität zu holen. Ablenken und also, für mich war zum Beispiel war grundsätzlich für Demenzkranke immer eine gute Methode Validation und damit habe ich nur gute Erfahrungen gemacht und für mich mit Abstand, ist das eigentlich einzige und beste Methode. Klappt aber leider auch nicht immer, manchmal haben die Leute, ich denke auch aus dem Grund, da sie nicht gerade wissen, dass jetzt passiert und das passiert vielleicht unbewusst und automatisch, dass man an etwas klammern will. Man sucht und es ist gerade das, dieses Langzeitgedächtnis.“

> P2: „Also ich denke auch, dass Validation eigentlich, eigentlich fast das einzige Mittel ist.“

P2: „Also ein demenziell veränderter Mensch, der im KZ-Lager war, da hilft keine psychologische Arbeit. Kann ich mir nicht vorstellen. Man kann nur versuchen, wenn der Bewohner gerade in dieser Situation steckt, dann versuchen ihn da raus zu holen. Ob es einem gelingt, das ist eine andere Frage. Aber psychologische Arbeit, Aufräumarbeit, ist nicht möglich. Das kann man nicht nur bei einem demenziell veränderten, sondern auch bei einem gesunden Menschen nicht. Dieses Schrecken, was die Menschen da erlebt haben. Was da überhaupt abgelaufen ist, das kann man nicht aufräumen.“

Für die Thematik der unter Kapitel 5.2.3 genannten Trigger und Reaktionen entwarf Liebermann eine tabellarische Übersicht über potentielle NS-Trigger, die zu einer Retraumatisierung führen können, über mögliche Reaktionen, die als Folgen der Konfrontation mit einem Auslöser auftreten können und über mögliche anwendbare Interventionen seitens des Pflegepersonals in entsprechenden Situationen.

Trigger	Reaktionen	Interventionen
Duschen, Baden	Angst, Schreie, Rückzug	Unterstützung, Respekt vor Nacktheit
Angst vor fremden Toiletten, Gerüche (Kot, Urin, usw.)	Weigerung, unerwünschte Reaktionen	Reinigung, Gestaltung der Räume
Fehlende Privatheit, enger Raum	Rückzug, Geheimnisse	Soviel Privatheit wie möglich
Anamnese	Weigerung, Depression	Empathie
Medizinische Maßnahmen, Rasieren, Haare schneiden, Spritzen	Weigerung, Angst, Misstrauen, Wut	Erklären, Zeit nehmen, normalisieren, Unterschiede verdeutlichen
Identifikationsbänder	Entfernen, Weigerung	Vermeiden
Krankheit, Unwohlsein	Verleugnung	Nicht überreagieren
Eingeschlossensein, Fixierung	Flucht, Panik	Offen, Kontrolle, Fixierung vermeiden
Blitzlichter, Untersuchungslampen	Furcht, Angst, Weigerung	Meiden, Erklären
Verabschiedung von Angehörigen, Personalwechsel	Depressive Reaktionen, Rückzug, nicht Loslassen	Unterstützung, keine Versprechen, Vorbereitung
Fremdsprachen	Misstrauen, Angst	Erklären, persönliche Beziehung
laute Stimmen und Töne	Misstrauen, Angst	Ruhige Stimme
Weinen, Schreien anderer	Misstrauen, Angst	Kümmern
Hunde	Angst	Vorsicht, auch positiv

Trigger	Reaktionen	Interventionen
Aufstellen in Gruppen	Weigerung, Angst	Vermeiden
Routinen, Zeitpläne	Sabotage	Erklären, Flexibel sein
Essenszeiten, Fehlendes Essen, Hunger	Horten, Verstecken, schnell Essen, Unzufriedenheit	Konsistenz, Verfügbarkeit, Verspätung erklären
Jüdische Feiertage	Erwartungsangst, Nichtteilnahme	Individualisierung
Christliche Symbole	unerwünschte Reaktion	Sensibilität
Sirenen, Alarmglocken, Pfeifen	Extreme Angst	Erklären
Nacht, dunkle Räume	Extreme Angst	Beleuchtung
Musik	Angst, Weigerung	Trigger identifizieren
Finanzen	Überreaktion, Weigerung	Sensibilität
Ortswechsel	Angst	Vorbereitung
Weitergehende Planung	Weigerung zu diskutieren	Sensibilität

Tabelle 1: Potentielle Trigger für NS-Verfolgte (vgl. Liebermann, 2004, S.133)

Es gibt vielseitige Bewältigungsstrategien im Umgang mit dementen Menschen. Kommen aber massive Traumatisierungen wie bei Holocaust-Überlebenden und deren Ausgangslage durch Unterdrückung der Traumata hinzu, ist es besonders schwierig, Retraumatisierungen vorzubeugen und im Akutfall erfolgreich einzuschreiten. Für Pflegende bedeutet das daher eine große Herausforderung. Verhaltensweisen und Reaktionen von Bewohnern müssen genau beobachtet und hinterfragt werden. Die Reaktionen auf die Gegebenheiten um sie herum, auf die Pflegemaßnahmen und auf den alltäglichen Umgang mit ihnen müssen analysiert werden. Nichts sollte dem Zufall überlassen werden, der trotzdem nicht immer zu verhindern ist. Es ist nicht die Schuld der Pflegenden, wenn es zu Retraumatisierungen kommt, sondern es ist fast unmöglich die biografischen Details ausführlich und geschlossen zu kennen. Von Pflegenden wird daher eine permanente geistige und körperliche Wachheit gefordert, um mögliche Trigger zu vermeiden. Ganz allgemein werden Stress, Hektik, Lärm, grelles Licht, verschlossene Türen und barsche Umgangstöne gemieden. Medizinische und pflegerische Interventionen werden, soweit dies möglich ist, so ausgerichtet, dass Erinnerungen, die entsprechende Gefühle hervorrufen gemieden werden. Weiterhin werden Interventionen sofort, sofern es medizinisch keine Einwände gibt, bei einem auffälligen Abwehrverhalten abgebrochen. Gerade demente Menschen können oft nur durch ihr Abwehr- oder Zuneigungsverhalten auf ihre Gefühle hinweisen. Dies wird dann vom Pflegepersonal beachtet und akzeptiert. Die Interventionen sind nicht negativ zu bewerten, sondern lösen gerade bei diesem Menschen (beispielsweise nach der Erfahrung mit medizinischen Experimenten) eine Retraumatisierung aus. Somit hat das Pflegepersonal auch die Möglichkeit, die Vorlieben und Abneigungen des Bewohners kennen zu lernen. Können Maßnahmen aufgrund von Abwehrreaktionen des Patienten nicht durchgeführt werden, können möglicherweise Alternativen gefunden werden, wie zum Beispiel die Badewanne statt der Dusche. Das permanente Hinschauen und der Blickwinkel auf einen Bewohner als Mensch und nicht reduziert auf seine Verwirrtheit und Hilflosigkeit, können dabei helfen, eine sichere und vertraute Umgebung für den Bewohner zu schaffen. Die Wahrnehmung, Präsenz und die Emphatie seitens des Pflegepersonals gegenüber den Bewohnern stehen daher an erster Stelle, so wie die bedingungslose liebevolle Begleitung durch Gefühle wie Ängste, Aggressivität und Trauer. Die folgende Aussage des Interviews zeigt das wohl höchste Maß, das eine Pflegekraft an Emphatie aufbringen kann:

> P1: „Es ist mir auch passiert, wo einem Bewohner so zurückgefallen ist in die Zeit, und ich habe dann auch Hand ganz fest gehalten und also ich war in seinem Kopf in dem Moment auch mit ihm zusammen im Lager. Ich war nicht ich. Und dann war da auch panische, ich weiß auch nicht, ich kann auch gar nicht so sagen, ich war auch ein Kind, ich musste mich verstecken und weg und habe mich versteckt. Es war schlimm. Man kann auch nicht sagen, das und das ist die Strategie.“

Trotz all dieser oben erwähnten Möglichkeiten im Umgang mit dementen jüdischen Holocaust-Überlebenden existiert kein umfassendes funktionierendes Konzept. Die Vorbereitung auf und der Umgang mit Retraumatisierungen erfolgt nur dadurch, dass erwähnt wird, dass es Retraumatisierungen gibt und dass sie auftreten können. Einen routinierten Umgang wird es durch die Individualität und durch die vielseitigen Einzelschicksale nicht geben. Weiterhin ist es durch die Traumatisierung, die Demenz und das hohe Alter nicht möglich, die Erlebnisse nur ansatzweise zu verarbeiten und in sich zu integrieren:

> P2: „Manchmal schickt der Bewohner auch einen weg. Da kann man absolut nichts machen. Es gibt aber auch Situationen, wo man einen an der Hand halten kann, einfach um zu zeigen, du bist nicht alleine und ich bin da. Das kann man gar nicht pauschal irgendwie sagen. Es ist vom Menschen zu Menschen unterschiedlich.“

Oftmals kann auch nur vermutet werden, dass der Bewohner gerade in einen Flashback gefallen ist, wenn er nicht unbewusst verbal beschreibt, an welchem Ort er gerade ist und was mit ihm passiert:

> P1: „....Wir wissen da auch nicht genau, wir können auch nicht mit 100%iger Sicherheit sagen, dass er gerade auch das genau erlebt. Wir können es nur vermuten."

> P2: „Man sieht es eventuell an der Mimik, an irgendwelchen Äußerungen, kann man das noch irgendwie feststellen."

> P1: „In dem günstigen Fall, man weiß von früherer Zeit, das und das könnte Auslöser gewesen sein. Das war jetzt der Erlöser. Dann folgt die Reaktion und im günstigen Fall vermutet man, das ist jetzt die Retraumatisierung. Manchmal geschieht etwas mit einem schwer kranken dementen Menschen, du kannst nur raten was das."

Für Pflegende bedeutet das, dass sie über eine herausragende Menschenkenntnis verfügen sowie einen liebevollen und geduldigen Umgang mit den Betroffenen pflegen müssen. Des Weiteren sollten sie sich abgrenzen und nicht zu große Vorwürfe machen, wenn es trotzdem zu einer Retraumatisierung kommt und diese nicht durch genügend präventive Maßnahmen verhindert werden konnte:

> P1: „Und ich denke, auch wenn man etwas ausgelöst hat, dann grübelt man darüber auch später nach. Und da denkt man auch: ‚Scheiße - warum habe ich daran nicht gedacht?'"

Im Hinblick auf den person-zentrierten Ansatz nach Kitwood soll noch einmal eine kurze theoretische Begründung gegeben sowie ein Zusammenhang zwischen der Kernaussage Kitwoods, dem Bedürfnis nach Liebe von Menschen mit Demenz, und dem Umgang seitens des Pflegepersonals mit den jüdischen Holocaust-Überlebenden hergestellt werden. Kitwood bezieht sich allgemein auf Menschen mit Demenz. Auch viele jüdische Überlebende sind von Demenz betroffen, wobei schwerwiegende Traumata hinzukommen, so dass multiple Faktoren die pflegerische Arbeit mit diesen Menschen zu einer ganz besonderen Herausforderung machen. Der Mensch steht bei Kitwood im Mittelpunkt und wird in seiner Eigenart vollständig akzeptiert. Die Literatur und das Interview machen deutlich, dass traumatisierte jüdische NS-Verfolgte oftmals besondere Spezifika aufweisen, da ihre erlebten Traumata wieder zum Ausbruch kommen und sie dadurch besondere und vielleicht auch kaum nachvollziehbare Verhaltenweisen zeigen. Gerade hier ist es wichtig, den Bewohner nicht ändern zu wollen, ihn in seiner Situation zu halten und ihm das Gefühl zu vermitteln, dass er nichts falsch macht und somit nicht noch mehr verwirrt und verunsichert wird. Das Personsein soll nach Kitwood erhalten bleiben und gefördert werden. Bei jüdischen Überlebenden ist dies von zentraler Bedeutung, denn erst das Personsein wird durch das positive Miteinander zu den Pflegenden gestärkt. Hier können Bewohner Vertrauen gewinnen, indem sie spüren, dass sie in ihrer Person anerkannt werden, und ein sicheres Gefühl aufbauen. Wenn sie ein gutes Gefühl in der Nähe des Pflegenden haben und sich sicher und geborgen fühlen, können Retraumatisierungen eventuell milder auftreten oder sogar verhindert werden. Die Trigger ändern sich nicht, aber der Mensch mit Demenz fühlt sich sicher und hat Vertrauen. Die Pflegenden haben immer die Möglichkeit die Bedürfnisse der Bewohner wahrzunehmen und somit eine positive Beziehung aufzubauen, denn die Betroffenen selbst können dieses im Verlauf ihrer Erkrankung nicht mehr. Das „relative Wohlfühlen" trotz einer Demenzerkrankung ist daher auch bei jüdischen Holocaust-Überlebenden möglich. Der emotionale Bereich bleibt auch im Verlauf einer Demenz bestehen und zusätzliche Stimmungsschwankungen der Menschen in der Umgebung werden sensibel wahrgenommen und können Retraumatisierungen sogar begünstigen. Wenn auch Retraumatisierungen nicht verhindert werden können, so kann das Pflegepersonal zumindest den Personen währenddessen und danach durch eine warme und liebevolle Fürsorge zur Seite stehen, insofern der Bewohner Nähe überhaupt zulassen kann. Der Versuch den erlebten Schrecken ansatzweise nachzufühlen, gibt den Pflegenden die Möglichkeit von vorneherein einen äußerst achtsamen Umgang mit den Bewohnern zu führen. Die Akzeptanz seines Verhaltens gibt dem Menschen mit Demenz zusätzlich Sicherheit. Pflegende müssen mit sich im Reinen sein, um Echtheit auszustrahlen. Auch dieser Aspekt kristallisierte sich aus dem Interview mit der Pflegedienstleitung heraus:

> PL: „Jeder Mitarbeiter hat seine eigene Kapazität, Dinge aufzufangen. Die Biografie der Bewohner ist individuell und somit ist die Prävention der Mitarbeiter auch individuell. Es gilt der Ansatz des Pragmatismus. Wichtig ist, dass die Mitarbeiter, Softskills mitbringen, aber vor allem das Herz am rechten Fleck haben. Die Grundvoraussetzungen sind ein hohes Maß an Empathie und Respekt."

Das allumfassende Bedürfnis nach Liebe verbindet nach Kitwood alle Menschen miteinander. Die Sehnsucht und das Bedürfnis nach Liebe muss in der Altenhilfe zum größten Teil durch die permanente Kontaktperson, also den Pflegenden, gestillt werden. Die Bedürfnisse seitens der Bewohner, die von Kitwood dargestellt werden, werden seitens des Pflegepersonals vor allem durch das familiäre Verhältnis, die Geborgenheit und die Sicherheit signalisiert, dass immer eine Person da ist und hilft. Die Bewohner werden in Aktivitäten einbezogen und beschäftigt. Dadurch, dass auch das Altenheim und dessen Gestaltung jüdische Elemente einschließt wird die Identität der Bewohner gewahrt und sie können sich mit ihrer eigenen Lebensgeschichte identifizieren. Alle Aspekte die Kitwood im Umgang mit Menschen mit Demenz berücksichtigt, haben in der Einrichtung, in der die Interviews geführt worden sind, höchste Priorität:

> P2: „Wir haben auf jeden Fall hier eine häusliche Umgebung-, Beziehungsgestaltung. Wir versuchen mit jedem Bewohnern umzugehen, als wären es unsere, weiß ich nicht, Vater, Mutter, Großvater, Großmutter. Schon sehr eng die Beziehung. Es gibt allerdings Bewohner, die das gar nicht wollen. Die sofort auf Abstand gehen und die das gar nicht wünschen. Es gibt aber auch Bewohner, die das durchaus schätzen. Auf jeden Fall, wir hatten einen Bewohner, der hat eine Tochter. Hat aber keine Enkelkinder. Aus irgendeinem Grund haben alle ihn Opa genannt. Und das hat ihm so Spaß gemacht und er war so glücklich, dass endlich jemand Opa zu ihm gesagt hat. Es gibt aber auch Bewohner, die sofort sagen würde: ‚Nee, nicht mit mir, ich will es nicht.' Und deswegen ist es schwierig zu sagen, wie arbeiten wir generell."

> P1: „Und auf jeden Fall, wenn hier fremde Menschen in die Einrichtung hier her kommen, sagen diese immer schon nach kurzer Zeit, es ist eine Atmosphäre wie zu Hause. Also das sagen uns sehr sehr oft Menschen, die die Einrichtung zum ersten Mal betreten. Die spüren das."

Wenn in der Biografie schwere Traumata erlebt worden sind, dann können Teile dieser Ereignisse verdrängt werden, falls sie nicht aufgearbeitet worden sind. Die Demenz jedoch begünstigt durch ihr Krankheitsbild das „Zurückerinnern" an das erlebte Trauma. Vielleicht könnte aus psychologischer Sicht eine tiefe seelische Spaltung als ein begünstigender Faktor für eine Demenzerkrankung gesehen werden. Erinnerungen aus dem Kurzzeitgedächtnis sind nicht mehr greifbar. Das vorangegangene Trauma führte dazu, dass eine Abspaltung des Erlebten stattfand. Nichts mehr soll an das Schreckliche erinnern, nichts mehr möchten Betroffene davon wissen. Demenz bedeutet vor allem „vergessen" und vielleicht ist diese Abspaltung ein erster Schritt, der in das Vergessen hineinführt. Die Abspaltung bzw. Verdrängung der traumatischen Ereignisse kann im Sinne der Betroffenen als Überlebensstrategie gesehen werden, um in erster Linie nicht verrückt zu werden und um die Sehnsucht nach einem „normalen" Leben zu stillen. Weiterhin gab es zu jener Zeit kaum Möglichkeiten für psychologische Aufarbeitungen. Der Krieg war vorbei und es gab keine Therapeuten, die sich den jüdischen Holocaust-Überlebenden angenommen haben. Die, die überlebt hatten, mussten versuchen, mit wenigen Mitteln wenigstens ihr physisches Überleben zu sichern, wobei die Psyche oftmals auf der Strecke bleiben musste. Auf der anderen Seite wäre sicherlich die Bereitschaft, die Traumata aufzuarbeiten, zu jener Zeit wohl sehr gering bis nicht vorhanden gewesen, denn die Überlebenden waren froh, mit den Erlebten nicht mehr konfrontiert zu werden und schwiegen über die Ereignisse, um nach vorne zu schauen und um den seelischen Qualen zu entgehen.

Eine Abspaltung von durchlebten Traumata führt immer zu einer Zerrissenheit in der Person selbst. Sollte die Konzeption des menschlichen, vor allem seelischen Daseins es vorsehen, dass Abspaltungen wieder hervordringen und Beachtung fordern, da sie einen Teil des Betroffenen ausmachen, so sind vor allem während einer Demenz diese fest manifestierten Traumata nicht vergessen, sondern bleiben bestehen und treten hier offen zu Tage. Es gibt verschiedene wissenschaftliche Ansätze, wie mit der Auf- und Verarbeitung schwerer Traumata umgangen werden soll. Ein wissenschaftlicher Standpunkt besagt, dass jedes erlebte Trauma im Unterbewusstsein bestehen bleibt, aufgearbeitet und damit in seiner vollen schmerzlichen Intensität noch einmal durchlebt werden muss, damit das Erlebte verarbeitet werden kann. So kommt dieses Trauma – bedingt durch das Krankheitsbild - in der Demenz wieder zum Vorschein. Nicht zu unterschätzen ist hierbei, dass die Betroffenen in diesen Retraumatisierungssituationen massive schmerzliche Seelenqualen durchleben. Aufgrund dieser Tatsache ist es auch nicht als ein positiver Effekt zu sehen, dass das erneute Aufbrechen der Traumata zur Verarbeitung beiträgt, denn die Gefühle die ausgelöst werden, können nicht aufgearbeitet werden, da vor allem die Kognition aber auch die verbale Kommunikation nicht mehr gegeben sind. Diese Hypothese soll somit nur behaupten, dass abgespaltene Traumata nicht wirklich verschwunden sind, sondern im Unterbewusstsein verbleiben. Im gesunden Dasein zeigen sie sich oftmals nur durch psychosomatische Störungen, aber in der Demenz erlangen sie durch den Kontrollverlust wieder die Oberhand und zeigen sich erbarmungslos und nicht aufhaltbar in Form von Retraumatisierungen.

6 Zusammenfassung und Ausblick

Jüdische Holocaust-Überlebende benötigen in der Altenhilfe speziellen Zuspruch. Aufgrund ihrer bedauernswerten Geschichte, bestehend aus Verfolgung, Diskriminierung, Deportation und Ermordung, muss ihnen in den Alten- und Pflegeheimen besonders geholfen werden.

Die Aufgabe der Pflegenden ist es, möglichst vertrauensvolle und zwischenmenschliche Beziehungen zu den Bewohnern innerhalb einer Pflegeeinrichtung aufzubauen. Die Verarbeitungen von Traumatisierungen sind im Zuge einer demenziellen Erkrankung, aufgrund der Abnahme von geistigen und körperlichen Fähigkeiten, nicht mehr möglich. Durch eine warmherzige Fürsorge lassen sich Vertrauen, Sicherheit und Geborgenheit vermitteln und den Lebensalltag der Pflegebedürftigen erleichtern.

Das Ausmaß der Folgen von Traumatisierungen bei jüdischen Holocaust-Überlebenden in Kombination mit einer demenziellen Erkrankung im Alter zeigt, dass die Demenz durch ihren pathologischen Verlauf Retraumatisierungen begünstigt bzw. sogar verursacht. Dieser Zusammenhang liegt in dem Verlust der Kontrolle über den eigenen Geist begründet, da nur das Langzeitgedächtnis verbleibt. Für die jüdischen Holocaust-Überlebenden bedeutet die Demenz das Wiedererwachen des vergangenen Gräuel, welche durch das jahrelange Schweigen und Verdrängen unterdrückt worden sind.

Aus der Recherche und aus dem Interview geht hervor, dass Retraumatisierungen bei demenziell veränderten Menschen verstärkt auftreten. Für das Pflegepersonal bleibt es - wegen der mangelnden Kommunikationsfähigkeit der Bewohner - schwierig Situationen von Retraumatisierungen als solche zu deuten. Oftmals kann dieses nur anhand von Mimik und Gestik ausgemacht werden. Erschwerend kommt durch das Schweigen der Überlebenden das mangelnde Wissen des Pflegepersonals über die Biografie hinzu. Dieser Aspekt der Unwissenheit stellt eine große Hürde dar, Auslöser für Retraumatisierungen zu vermeiden. Pflegende lernen im Verlauf des Daseins eines Bewohners dessen Abneigungen und Vorlieben kennen und können somit mögliche Auslöser umgehen. Die Anforderungen an den professionellen Pflegebereich sind enorm und gerade die situative Kompetenz erlangt einen hohen Stellenwert.

Es gibt kein ausgereiftes Pflegekonzept für eine allumfassende Betreuung und keine generalisierten Lösungen in Bezug auf Retraumatisierungen. Menschlichkeit und Liebe sind mit die wichtigsten Komponenten, um den Bewohnern beizustehen. Nach Kitwood (2005, S. 27) erlangt innerhalb der pflegerischen Interventionen der Erhalt und die Förderung des Personseins die wichtigste Bedeutung. Hierbei wird primär auf die Akzeptanz aller individuellen Verhaltensweisen und Eigenarten des Menschen mit Demenz abgezielt.

Der person-zentrierte Ansatz im Umgang mit verwirrten Menschen ist auf die Pflege von jüdischen Holocaust-Überlebenden, die demenziell erkrankt sind und unter Retraumatisierungen leiden, zu übertragen. Dabei stellen das Verständnis und die ganzheitliche Fürsorge des Pflegepersonals für die Erkrankten im Zuge des Aufbrechens eines vorangegangenen Traumas, den wichtigsten Aspekt dar.

Der zweite Weltkrieg hat die Lebensqualität der jüdischen Holocaust-Überlebenden für ihr ganzes Leben beeinträchtigt. Sie bedürfen vor allem im Alter dauerhafter Hilfestellungen. Trotz aller entgegenbringenden Fürsorge und Unterstützung können die daraus resultierenden Folgen nur gemindert und nicht vermieden werden.

Interessant wäre es, weitere Erkenntnisse über die Thematik der Weitergabe von psychischen Auffälligkeiten von den Kriegskindern an deren eigene Kinder zu gewinnen. Hierbei wäre auch ein Zusammenhang zwischen demenziellen Erkrankungen und anklingenden Retraumatisierungen zu untersuchen. In der Pflege lässt sich auch diese Generation antreffen und weist annähernde Ähnlichkeiten im Verhalten auf. Die Feststellung einer möglichen Korrelation bedarf allerdings einer ausreichenden und weit gefächerten Betrachtung und Analyse.

> „Sobald die Menschen halt vergessen, denke ich, um so mehr die Menschen vergessen, desto ist die Chance, dass so etwas wieder passiert wird. Weil man einfach vergisst und verdrängt, wie schlimm das ist. Einfach Angst gehabt zu haben, nur weil man Jude, Zigeuner, homosexuell war und aus dem Grund, weil ich so von Gott geschaffen wurde, deswegen umgebracht zu werden."

Literaturverzeichnis

APA (American Psychatric Association). (1996). Diagnostic and statical manual of mental disorders (DSM) (4th ed.) (BSM- IV). Washington DC: American Psychatric Association.

Benz, W. (2008). Der Holocaust. München: Verlag C. H. Beck oHG.

Birck, A., Pross, C., Lansen J. (2002). Das Unsagbare. Die Arbeit mit Traumatisierten im Behandlungszentrum für Folteropfer Berlin. Berlin Heidelberg New York: Springer-Verlag.

Corleis, J. (1985). Konzentrationslager Bergen Belsen - April 1945.Film für den NDR

Decker, O. & Brähler, E. (2006). Die psychosozialen Folgen von Vertreibung, Ausbombung und Vaterlosigkeit bei den Geburtsjahrgängen 1930-1945. In: Radebold, H. Heuft, G., Fooken, I. (Hrsg.), Kindheiten im Zweiten Weltkrieg. Kriegserfahrung und deren Folgen aus psychiatrischer Perspektive. Weinheim und München: Juventa Verlag.

Drobisch, K., Wieland, G. (1993). System der NS- Konzentrationslager 1933-1939. Berlin: Akademieverlag GmbH.

Eitner, H. J. (1990). Hitlers Deutsche. Das Ende eines Tabus. Wiesbaden: VMA Verlag.

Elger, G. (2005). Beratung. In: Bundesministerium für Gesundheit und Soziale Sicherung Referat Information, Publikation, Redaktion (Hrsg.), Wenn das Gedächtnis nachlässt. Ratgeber für die häusliche Betreuung demenzkranker älterer Menschen. Plauen: Sachsendruck GmbH.

Ermann, M. (2007). Psychosomatische Medizin und Psychotherapie. Ein Lehrbuch auf psychoanalytischer Grundlage. 5., überarbeitete Auflage. Stuttgart: W. Kohlhammer Druckerei GmbH + Co. KG.

Falk, J. (2004). Basiswissen Demenz. Lern- und Arbeitsbuch für berufliche Kompetenz und Versorgungsqualität. Weinheim und München: Juventa Verlag.

Feil, N. (2002). Validation. Ein Weg zum Verständnis verwirrter alter Menschen. 7. Auflage. München: Ernst Reinhardt, GmbH & CO KG, Verlag.

Flatten, G., Gast, U., Hofmann, A., Liebermann, P., Reddemann, L., Siol, T., Wöller, W., Petzold, E.R. (2004). Posttraumatische Belastungsstörung - Leitlinie und Quellentext. 2. Auflage. Stuttgart, New York: Schattauer-Verlag.

Friedmann, A., Glück, E., Vyssoki, D. (1999). Überleben der Shoa- Und danach. Spätfolgen der Verfolgung aus wissenschaftlicher Sicht. Wien: Picus Verlag.

Gruner, W. (2005). Von der Kollektivausweisung zur Deportation der Juden aus Deutschland. In: Kundrus, B & Meyer, B. (Hrsg.), Beiträge zur Geschichte des Nationalsozialismus. Die Deportation der Juden aus Deutschland. 2. Auflage. Göttingen: Wallenstein Verlag.

Haenel, F. & Wenk-Ansohn, M. (2004). Begutachtung psychischer reaktiver Traumata in aufenthaltsrechtlichen Verfahren. 1. Auflage. Weinheim, Basel: Beltz Verlag.

Härri, J. (2006). Zeit heilt keine Wunden: Kriegstraumatisierung- Ein verdrängtes Thema in der Altenhilfe. 1. Auflage. Norderstedt: GRIN Verlag.

Heuft, G. (2006). Trauma – Reaktivierung, Retraumatisierung und neurotische Entwicklung. Psychisches Trauma in Abgrenzung zur neurotischen Entwicklung. In: Radebold, H. Heuft, G., Fooken, I. (Hrsg.), Kindheiten im Zweiten Weltkrieg. Kriegserfahrung und deren Folgen aus psychiatrischer Perspektive. Weinheim und München: Juventa Verlag.

Heuft, G., Kruse, A., Radebold, H. (2006). Lehrbuch der Gerontopsychosomatik und Alterspsychotherapie. 2. Auflage. München: Ernst Reinhardt, GmbH & CO KG, Verlag.

Hildebrand, K. (1987). Das dritte Reich. 3. Auflage. München: Oldenburg Wissenschaftsverlag GmbH.

Kastner, U. & Löbach R. (2007). Handbuch Demenz. 1. Auflage. München: Elsiever GmbH, Urban & Fischer Verlag.

Kellermann, N. P. F. (2004). The Long-term Psychological Effects and Treatment of Holocaust Trauma. In: Heldt, T., Kettnaker, B., Rebentisch, J., Schlegel, S., Sonntag, B. (Hrsg.), Kein Ort der Zuflucht für hilfsbedürftige alte NS-Verfolgte? Durch NS-Verfolgung traumatisierte Menschen in der Altenhilfe und Altenpflege. Frankfurt am Main: Mabuse-Verlag.

Kitwood, T. (2005). Demenz. Der person-zentrierte Ansatz mit verwirrten Menschen. 4. unveränderte Auflage. Deutschsprachige Ausgabe hrsg. von C. Müller-Hergl. Bern: Hans Huber.

Leonhard B. (2005). Die Pflege von Holocaust-Überlebenden im Alter. Die Erfahrung israelischer Pflegender in der Betreuung von Opfern der Shoah. Frankfurt am Main: Mabuse-Verlag GmbH.

Lieb, K., Frauenknecht, S., Brunnhuber, S. (2008). Intensivkurs Psychiatrie und Psychotherapie. 6. Auflage. München: Urban und Fischer Verlag.

Liebermann, P. (2004). Alter und Trauma – zur besonderen Situation der NS-Verfolgten. In: Heldt, T., Kettnaker, B., Rebentisch, J., Schlegel, S., Sonntag, B. (Hrsg.), Kein Ort der Zuflucht für hilfsbedürftige alte NS-Verfolgte? Durch NS-Verfolgung traumatisierte Menschen in der Altenhilfe und Altenpflege. Frankfurt am Main: Mabuse-Verlag.

Mitscherlich, A. & Mielke, F. (1989). Medizin ohne Menschlichkeit. Dokumente des Nürnberger Ärzteprozesses. Frankfurt am Main: Fischer Taschenbuch Verlag GmbH.

Morgan, S. (2007). Wenn etwas Unfassbares geschieht – vom Umgang mit seelischen Traumatisierungen. Ein Ratgeber für Betroffene, Angehörige und ihr soziales Umfeld. 2., aktualisierte Auflage. Stuttgart: W. Kohlhammer Druckerei GmbH + Co. KG.

Mosse, G. L. (1978). Der Nationalsozialistische Alltag. So lebte man unter Hitler. Königstein: Athenäum Verlag.

Pentzlin, H. (1985). Die Deutschen im Dritten Reich. Nationalsozialisten-Mitläufer-Gegner. Stuttgart/Herford: Seewald Verlag.

Pohl, D. (2008). Verfolgung und Massenmord in der NS-Zeit 1933-1945. 2. Auflage. Darmstadt: Wissenschaftliche Buchgesellschaft.

Steiner, B. & Krippner, K. (2006). Psychotraumatherapie – Tiefenpsychologisch – imaginative Behandlung von traumatisierten Patienten. Stuttgart: Schattauer Verlag.

Valent, P. (2002). Child Survivors OF THE HOLOCAUST. New York: Published by Brunner- Routledge.

Vyssoki, D., Tauber, T., Strusievici, S., Schürmann-Emanuely, A. (2004). Trauma bei den Opfern der NS-Verfolgung. In: Friedmann, A., Hoffmann, P., Lueger-Schuster, B., Steinbauer, M., Vyssoki, D. (Hrsg.), Psychotrauma. Die posttraumatische Belastungsstörung. Wien: Springer- Verlag.

Weitzel-Polzer, E. (2002). Demenz, Trauma und transkulturelle Pflege. Der komplexe Pflegebedarf in der jüdischen Altenpflege in Deutschland. Zeitschrift für Gerontologie und Geriatrie, 35(3), S. 190-198. Berlin/Heidelberg: Springer Verlag.

Welling, K. (2005). Interaktion in der Pflege von Menschen mit Demenz. Brake: Prodos-Verlag.

WHO (Weltgesundheitsorganisation). (2000). Internationale Klassifikation psychischer Störungen. ICD-10 Kapitel V (F). Klinisch-diagnostische Leitlinien. Bern Hans Huber.

Wißmann, P. (2004). Werkstatt Demenz. Hannover: Vincentz Verlag.

Zalucki, M. (2004). Alt – verfolgt – vergessen? Überlebende der NS-Verfolgung in der Altenhilfe. In: Heldt, T., Kettnaker, B., Rebentisch, J., Schlegel, S., Sonntag, B. (Hrsg.), Kein Ort der Zuflucht für hilfsbedürftige alte NS-Verfolgte? Durch NS-Verfolgung traumatisierte Menschen in der Altenhilfe und Altenpflege. Frankfurt am Main: Mabuse-Verlag.

Zaudig, M. (1994). Differenzierte klinische Diagnostik der Demenz und „leichter kognitiver Beeinträchtigung": Voraussetzung therapeutischer Bemühungen. In.: Hirsch, R. D. (Hrsg.), Psychotherapie bei Demenzen, Darmstadt: Steinkopff Verlag.

Ziegler, S. (2006). Gedächtnis und Identität der KZ-Erfahrung. Niederländische und deutsche Augenzeugenberichte des Holocausts. Würzburg: Verlag Königshausen & Neumann GmbH.

Zitelmann, R. (1989). Adolf Hitler. Eine politische Biographie. 2. Auflage. Göttingen: Muster-Schmidt Verlag.

Internetquellen

Claims Conference (a). (2009). In beinahe sechzig Jahren ihres Bestehens war es stets das Ziel der Claims Conference ein Mindestmaß an Gerechtigkeit für die jüdischen NS-Verfolgten zu erreichen. Verfügbar unter: http://www.claims-conference.de/ueber-uns/auftrag/. Letzter Aufruf: 18.05.2010.

Claims Conference (b). (2009). Claims Conference Programs: Fund for Victims of Medical Experiments and Other Injuries. Personal Statements From Victims. Verfügbar unter: http://www.claimscon.org/index.asp?url=medex/case_summary. Letzter Aufruf: 18.05.2010.

Fooken, I. (2007). Genau auf sechseinhalb blieb meine Lebensuhr da stehen – Zu den Traumata der Verfolgten des NS-Regimes im Kontext des Zweiten Weltkriegs. Siegen. Verfügbar unter: http://www.nsberatung.de/download/Siegen_ProfFooken_Trauma.pdf. Letzter Aufruf: 17.05.2010.

Jahn, D. K. (2008). Traumata der NS-Opfer. Psychosoziale Betreuung fehlt. Verfügbar unter: http://www.n-tv.de/panorama/dossier/Psychosoziale-Betreuung-fehlt-article265860.html. Letzter Aufruf: 17.05.2010.

Kellerman, N. (2001). Die Spätfolgen von Holocaust Trauma. The Long-term Psychological Effects and Treatment of Holocaust Trauma. Journal of Loss and Trauma. 6:197-218. Verfügbar unter: http://amcha.org/Upload/GermanFolgen.htm/. Letzter Aufruf: 21.05.2010.

Liebermann, P. (2009). Alter und Trauma. Verfügbar unter: http://www.kultursensible-altenhil-fe.de/download/materialien_kultursensibel/alter_und_trauma_vortrag_lie bermann.pdf. Letzter Aufruf: 17.05.2010.

Probst, R. & Bilger, O. (2010). Traurige Bilanz am Gedenktag. Verfügbar unter: http://www.sueddeutsche.de/politik/137/501393/text/. Letzter Aufruf: 18.05.2010.

Anhang

Im Anhang sind die verwendeten Originalaussagen von der Homepage ww.claimscon.org, die Interviews mit dem Pflegepersonal sowie der Pflegedienstleitung und die jeweiligen Interviewfragen aufgeführt.

Originalaussagen der Homepage von www.claimscon.org

Ms. A, Age 83

Place of Persecution: Auschwitz

Dates: April 1943 to May 1945

> "The experiment was done to me in Auschwitz, Block 10. The experiment was done on my uterus. I was given shots in my uterus and as a result of that I was fainting from severe pain for a year and a half. [Years later,] Professor Hirsh from the hospital in Tzrifin examined me and said that my uterus became as a uterus of a 4-year-old child and that my ovaries shrank."

Mr. E, Age 69

Place of Persecution: Mogilev

Date: August 1943 – October 1943

> "I was subjected to medical experiments from the beginning of August 1943 until the end of October 1943 under the Nazi regime. In the camp where I was kept as a child, we did not receive any food for days. We cried out for food. Then the boss of the [camp] came up to us children. He distributed various desserts to us children. After a couple of hours, we realized that something was not in order with the food. I got really sick and suffered from cramps, I threw up, had diarrhea, the chills and fever. Many died as a consequence of this poisoned food. Due to this [heavily poisoned] food my legs felt as they would be paralyzed. I could not walk for several weeks and could only be carried. As soon as I recovered, I received numerous injections from a doctor ... into the right side of my mouth, close to my lower jaw. Why I was injected, for what and what substance I was injected I don't know, since I was only 8 years old at that time. I still have a hole on my right cheek. The man who ordered all of [this], his name was 'Knoblauch.' After the war he was hunted as a criminal of war."

Ms. G, Age 81

Place of Persecution: Auschwitz

Date: March 1944 – April 1944

"Each day I was submerged in hot water. Whenever I tried to put my head out of the water in order to breathe I was forced back into the water by Dr. Josef Mengele's stick. He was enjoying himself. This lasted for 10 minutes. I was immediately afterwards put into cold water and the same procedure was repeated. There were five [people] including myself undergoing the same process. After these daily sessions we were taken to barrack No. 8 - Auschwitz, which was destined [for] those who were to die, to see for how long we were going to survive. A [woman] passing by saw me gesturing and crying for help through a hole in a plank of the wooden barrack. She loosened the plank and wrapped me. I was saved. I know nothing about the fate of the other four persons."

Interviewfragen

1. Gibt es prägnante Auffälligkeiten in den Demenzstadien bei Ihren Bewohnern in Verbindung mit ihrer Traumatisierung während der Zeit des Nationalsozialismus?

2. Welche Bewältigungsstrategien gibt es im Akutfall?

3. Gibt es traumatische Erlebnisse, die in der Erinnerung häufiger wieder auftreten?

4. Können sich die Bewohner überhaupt mitteilen?

5. Gibt es die Möglichkeit, einen Bewohner während eines „Flashbacks" zu erreichen und - wenn ja - inwieweit?

6. Welche Erfahrungen haben Sie mit Retraumatisierungen mit ihren demenzkranken Bewohnern gemacht?

7. Bekommt das Pflegepersonal die Retraumatisierungen mit und wenn ja - inwieweit?

8. Laufen die Retraumatisierungen so ab wie es auch bei gesunden Menschen der Fall wäre oder gibt es Unterschiede? Wenn ja welche?

9. Was sind bei Ihnen die am häufigsten beobachteten Auslöser, die vergangene Erlebnisse wieder hervorrufen?

10. Stellen Sie sich einen Patienten am Anfang seiner Demenzerkrankung und jetzt vor. Die Demenzerkrankung verschlimmert sich ja über längere Zeit. Inwieweit beeinflusst die Demenz die Erinnerungen?

11. Wie arbeiten Sie generell in Ihrer Einrichtung, um Vertrauen und Sicherheit zu gewinnen und um Stresssituationen für Ihre Bewohner zu vermeiden?

12. Gibt es psychologische „Aufräumarbeit" der erlebten Traumata und wenn ja, wie wird diese praktiziert?

13. An die Pflegedienstleitung: Glauben Sie, dass Ihre Mitarbeiter auf psychische Krisen (Retraumatisierungen) der Bewohner gut vorbereitet sind?

14. An die Pflegedienstleitung: Wie bereiten Sie ihre Mitarbeiter vor?

15. An den Mitarbeiter: Glauben Sie, dass Sie auf psychische Krisen (Retraumatisierungen) der Bewohner gut vorbereitet sind?

16. An den Mitarbeiter: Wie sieht diese Vorbereitung aus?

17. Wenn Sie weitere persönliche Erfahrungen haben, oder Ihrer Meinung nach noch etwas Grundsätzliches zu sagen ist, was ich in den Fragen vergessen habe, wäre ich ihnen sehr dankbar.

Interview mit dem Pflegepersonal

(Wort-für-Wort-Aufzeichnung)

I: „Okay, dann wäre die erste Frage: Gibt es prägnante Auffälligkeiten in den Demenzstadien bei ihren Bewohnern in Verbindung mit ihrer Traumatisierung während der Zeit des Nationalsozialismus? Gibt es da Dinge, die Ihnen auffallen?"

P1: „Was mir aufgefallen ist, war so mein Gedanke, dass die Leute in der Demenz eher in diese Trauma zurück fallen, durch irgendwelche Auslöser, was ohne Demenz, habe ich mir gedacht, nicht passieren würde. Also das war schon für mich auffällig."

I: „In dem ersten Stadium der Demenz, ist das da genauso stark wie in dem letzten Stadium?"

P2: „Je stärker die Demenz ausgeprägt ist, desto schlimmer ist das. Man vergisst ja einige Sachen, die jetzt gerade passiert sind. Man hat aber das Langzeitgedächtnis, je stärker die Demenz ausgeprägt ist, desto schlimmer ist das Ganze, desto mehr ist das Langzeitgedächtnis präsent."

P1: „Ich denke auch die Schwierigkeit, die bereiten, sind Tatsache vor, dass gerade in, je stärker Demenz ist, desto schwierig ist das den Menschen zur Realität heraus zu holen. Ich denke, dass bereitet auch die größte Schwierigkeit."

I: „Ja, das ist gut zu wissen."

P1: „Weil der Bezug zu Realität, Orientierung zum Zeit, Raum, Person mit fortschreitender Demenz auch vor dieser Verlust dieser Realität zu dieses Bezugs schreitet auch vor, um so schwieriger ist das dann."

P2: „Es ist auch grundsätzlich so ohne traumatisiert zu sein, lebt man wenn man demenziell verändert, lebt man mehr in der Vergangenheit und wenn man natürlich traumatisiert ist, dann lebt man in diesem Lebensabschnitt, wo man traumatisiert wurde. Da ist das auch ganz extrem. Es wird dann deutlich einfach."

I: „Und welche Bewältigungsstrategien gibt es dann dafür? Also Sie sagten ja vorhin, das es schwierig sei den Menschen in die Realität zurück zu holen."

P1: „Bei Demenzkranken, ich würde auch sagen, grundsätzlich wir haben das erlebt, also ich habe das erlebt, bei Bewohnern, die noch ganz klar zur Realität orientiert waren, dann ist das eine Bewältigungsstrategie, so weit es geht und es geht wenn man ehrlich ist, ist es schwer und nicht immer den Bewohner zu Realität zu holen. Ablenken und also, für mich war zum Beispiel war grundsätzlich für Demenzkranke immer eine gute Methode Validation und damit habe ich nur gute Erfahrungen gemacht und für mich mit Abstand, ist das eigentlich einzige und beste Methode. Klappt aber leider auch nicht immer, manchmal haben die Leute, ich denke auch aus dem Grund, da sie nicht gerade wissen, dass jetzt passiert und das passiert vielleicht unbewusst und automatisch, dass man an etwas klammern will. Man sucht und es ist gerade das, dieses Langzeitgedächtnis."

P2: „Also ich denke auch, dass Validation eigentlich, eigentlich fast das einzige Mittel ist."

P1: „Und viel zur Bewältigung würde da, denke ich, auch nicht zu viel geben, weil für jemanden, der aus eigene Hände quasi zum Beispiel Frau X, der aus den eigenen Händen das Kind für die Gaskammer genommen wurde, das Kind hatte gesagt: ‚Mama, ich habe keine Angst. Ich mache die Augen zu und ich weiß, es wird ganz schnell vorbei gehen. Es wird ganz schnell vorbei sein, aber ich freue mich, dass du leben bleibst.' Ich denke da gibt es nicht viel zu bewältigen. Und das ist was Gravierendes, ganz ganz schlimm, was da passiert. Oder zum Beispiel wir haben eine Bewohnerin gehabt, die hat mit diesem Schuldgefühl, also mit dieser Schuld des Überlebens das ganze Leben lang gelebt. Bis zum letzten Tag und sie hat, also immer wiederholt, sie schuld, es war eine Familie, wo Mutter, Vater und zwei Schwestern. Ihre Schwester war sehr begabt, talentiert, war eine Kinderärztin und hatte studiert. Und dann kam die Zeit und wurden nach Auschwitz deportiert und die Schwester war von Geburt an behindert. Ein Bein war kürzer als das andere. Somit war auch ganz klar, sie wird vernichtet. Als ein nicht vollwertiger Mensch. Und diese Frau, die zweite Schwester, die ist bei uns gestorben ist, die hatte im Transport, hat man ihr gesagt: ‚Halte dich, klammere dich nicht an deine Mutter. Du bist schon erwachsen und wenn du dich an deine Mutter klammerst, dann sieht man, ihr seid Mutter und Tochter. Und dann wird man zwischen euch beiden entscheiden. Eine bleibt leben zum Arbeiten und andere vernichten.‘ Also diese Selektion. Und das war ihr klar und beim Ankommen hatte sie doch so viel Angst bekommen, dass sie sich doch an die Mutter geklammert hat. Vielleicht wäre die Mutter auch so aussortiert oder ausselektiert. Also ausgesucht zum Sterben. Weiß man nicht, aber für sie war klar bis zur letzten Sekunde ihres Lebens, sie ist schuld an Vernichtung ihrer Mutter. Nur sie, für sie war das im Kopf ganz klar eingeprägt. Das lag nur in ihren Händen in diesem Moment, bleibt ihre Mutter leben oder wird sie vergast. Und sie wurde vergast. Und sie wusste, wusste ganz genau, diese Frau, nur sie ist schuld, die Einzige, Schuld an Tod ihrer Mutter. Und bei dieser Frau war auch ganz klar zu sehen, bei ihr waren das Phasen, sie war auch dement verändert, aber noch nicht so stark und eigentlich ganz gut zur Realität zur Zeit, zu allem orientiert. Aber plötzlich sie konnte hysterisch werden. Auf etwas so aggressiv reagieren, was, du hast nicht verstanden, wieso so eine Reaktion jetzt, sie hat geweint und hat sich entschuldigt. Die letzte Nacht, wo sie gelebt hat, sie war dann in diesem Prozess und es war klar, sie lag im Sterben und die Nachtwachen haben richtig Schwierigkeiten gehabt, sie zu versorgen, weil sie schon nicht mehr bei Bewusstsein, aber konnte sie nicht anfassen, man konnte sie nicht pflegerisch versorgen, weil durch ihre Äußerungen, Gestik, Mimik durch Motorik hat man gesehen, hat man ganz klar gesehen, sie hat diese letzte Nacht noch einmal in Auschwitz verbracht. Es war wirklich schrecklich. Und dann haben wir nur gesagt, dass oft Menschen, wenn sie krank sind, wenn sie gestorben sind, dann haben sie eigentlich Ruhe und Entspannung im Gesicht. Diese Frau war auch mit Abstand, also mit Abstand, war der größte Unterschied, sie lag dort tot, mit einer tiefsten, eingeprägten Qual im Gesicht. Und bis zum letzten Atemzug, sie war in Auschwitz wieder. Ihre letzte Nacht war sie dort."

P2: „Es ist schon so wie du sagst, ich glaube es haben ganz viele."

P1: „Grob gesehen, ich glaube man könnte sagen fast, alle. Also Grob."

P2: „Könnte man sagen. Man hört es immer wieder, man spricht von einigen Familie, die sind alle umgekommen und ich lebe. Das hört man ganz oft. Ja."

P1: „Das könnte man so verallgemeinern und man könnte zu 99, aber nicht zu 100 % sagen, aber zu 99 hört man das doch, warum die und ich nicht."

P2: „Schuldgefühle, immer wieder."

I: „Dann hat sich die nächste Frage schon fast erübrigt. Da steht: „Gibt es traumatische Erlebnisse, die in der Erinnerung häufiger wieder auftreten?" Aber es ist dann ja so individuell, so stark individuell. Dann wäre die andere Frage: „Können sich die Bewohner sich mitteilen, wenn die in so einer Situation sind?"

P1: „Es hängt von dem Fortschreiten der Demenz ab."

P2: „Es gibt Menschen, die mehr zurückgezogen sind, die sich gar nicht mitteilen. Es gibt aber auch Menschen, die das ganze Umfeld beschreiben. Was da gerade passiert."

I: „Und das dann eher in den Anfängen der Demenzstadien oder eher später?"

P2: „Eher später. Da wo sie noch mehr orientiert sind, passiert es eher seltener, dass sie sich mitteilen. Es sei denn, es gibt auch nebenbei, auf Grund der Tatsache, dass sie das Ganze überlebt haben, auch eine psychische Erkrankung und da können sie sich eher mitteilen oder teilen sie sich mit."

P1: „Und dann gibt es auch gleichzeitig Fälle, wo die Leute nie darüber gesprochen haben. Aus dem Grund, die wollten das nicht, sie wollten damit nicht die Kinder konfrontieren. Für sie war das diese, wie heißt da, diese Bewältigungsstrategie. Wir haben eine Bewohnerin, sie lebt immer noch und die Kinder haben nicht gewusst, was die Mutter erlebt hat. Erst wenn Mutter krank war und sie haben angefangen, die Papiere zu sortieren, sind sie auf die Papiere gestoßen, was die Mutter alles so erlebt hat. Sie wussten das nicht. Sie haben erst dann das erlebt. Oder es gibt welche Kinder, die sagen: ‚Ich weiß, meine Mama war in dem und dem Lager, oder Papa'. Aber ich kann ihnen gar nichts sagen, weil die Kinder sagen auch die haben es versucht, die Eltern auszufragen."

P2: „Die blocken ab und man kriegt da nichts raus. Die würden eventuell einen fremden Menschen eher etwas erzählen, als den eigenen Kindern. Es ist ganz oft so, dass Kinder absolut nicht wissen, was die Eltern erlebt haben, wo sie überhaupt waren im zweiten Weltkrieg, ob sie im Lager waren oder im Exil. Die wissen absolut nichts. Die Eltern, das ist so ein Schutzmechanismus, die wollen die Kinder einfach damit nicht konfrontieren. Und somit wissen auch die Kinder nicht, und wenn wenn wir auch hier Biographie erstellen, dann können oft die Kinder uns gar nichts sagen. Die Kinder von sich aus versuchen es raus zu kriegen, aber die Eltern blocken es ab.“

I: „Wenn jetzt ein Bewohner so eine Retraumatisierung gerade erlebt, man nennt das ja auch „Flashback“, und der kann sich aber nicht mitteilen und sie kriegen das mit. Was machen sie dann, können sie den irgendwie erreichen?“

P1: „Schwer. Wir wissen da auch nicht genau, wir können auch nicht mit 100%iger Sicherheit sagen, dass er gerade auch das genau erlebt. Wir können es nur vermuten.“

P2: „Man sieht es eventuell an der Mimik, an irgendwelchen Äußerungen, kann man das noch irgendwie feststellen.“

P1: „In dem günstigen Fall, man weiß von früherer Zeit, das und das könnte Auslöser gewesen sein. Das war jetzt der Erlöser. Dann folgt die Reaktion und im günstigen Fall vermutet man, das ist jetzt die Retraumatisierung. Manchmal geschieht etwas mit einem schwer kranken dementen Menschen, du kannst nur raten was das.“

P2: „Manchmal schickt der Bewohner auch einen weg. Da kann man absolut nichts machen. Es gibt aber auch Situationen, wo man einen an der Hand halten kann, einfach um zu zeigen, du bist nicht alleine und ich bin da. Das kann man gar nicht pauschal irgendwie sagen. Es ist vom Menschen zu Menschen unterschiedlich.“

P1: „Es ist mir auch passiert, wo einem Bewohner so zurückgefallen ist in die Zeit und ich habe dann auch Hand ganz fest gehalten und also ich war in seinem Kopf in dem Moment auch mit ihm zusammen im Lager. Ich war nicht ich. Und dann war da auch panische, ich weiß auch nicht, ich kann auch gar nicht so sagen, ich war auch ein Kind, ich musste mich verstecken und weg und habe mich versteckt. Es war schlimm. Man kann auch nicht sagen, das und das ist die Strategie.“

P2: „Die sind einfach, die erleben das einfach noch mal. Die sind komplett, komplett da, wo die schon mal waren. Ja. Das ist schwierig.“

P1: „Sie müssen sich das auch so vorstellen, sie sagen, dass diese Kurzzeitgedächtnis leidet, und dann kann passieren, dann kommt zum Bewohner schon seit einem Jahr jeden Tag und sagt: ‚Ich bin der Vladimir.‘ Und in 5 Minuten weiß der Bewohner nicht mehr, dass das der Vladimir ist. Und gerade dann ist es die einzige Möglichkeit. ‚Schau mal ich bin so. Wir sind hier in dieser Zeit.‘ Aber gerade wenn das in einem Jahr nicht geschafft hat, was zu behalten im Kopf. Wie will man da helfen?"

I: „Und kommt das oft vor, mit Retraumatisierung? Es soll überhaupt nicht heißen, dass sie einen Fehler machen. Da können sie ja gar nichts zu. Aber kommt das häufig vor? Es gibt ja so viele verschiedene Auslöser, die man ja gar nicht alle wissen kann, die so eine Retraumatisierung auslösen."

P1: „Ich denke, dass hängt auch davon ab, in wie weit man das für sich verarbeitet hat, in so weit man sich darüber frei gesprochen hat. In weit man das ganz tief in eine Schublade gepackt hat, das ist, zum Beispiel diese Frau, die ich erzählt habe. Mit der behinderten Schwester, das war täglich zu sehen. Wirklich, fast täglich. Dann gab es Frau X2, die konnte dann darüber erzählen, wie Kinder von Mann und Gedenkstätte gekommen. Die hat da richtig Vorträge gehalten. Dann hat man das seltener bei ihr gesehen. Die konnte sich so was leisten bei so richtigen Bezugspersonen ein paar Tränen zu verlieren. Aber man hat auch nie gesehen, dass so nie in die Zeit zurück gefallen ist."

P2: „Eine sehr starke Persönlichkeit war sie gewesen."

P1: „Ansonsten, zum Beispiel hier bei jemandem, da war es, der hat ein Buch darüber geschrieben und man konnte keine Retraumatisierungen sehen, bis er sehr krank und dement war und er immer gesagt hat: ‚Sie kommen, sie kommen. Sie werden Experimente machen und unser Blut aussaugen.'"

P2: „Man sieht dieses in den letzten Jahren viel seltener, weil einfach auch nicht mehr so viele Menschen von diesen leben. Sind nicht mehr so viele."

P1: „Also zur Zeit, wo ich hier angefangen habe, könnte man sagen, hat man klar öfter erlebt, aber auch dadurch, dass es ist mehr Kontingent."

I: „Ja, ja, man sagt ja auch, dass die zweite Generation, ist das auch, dass das auch ein..."

P2: „Die zweite Generation ist grundsätzlich schwierig, weil viele einfach nicht wissen, was die Eltern erlebt haben. Viele wissen das und haben Schuldgefühle. Und das ist halt das Schwierige."

P1: „Und ich denke diese zweite Generation leidet oft unter dem, wir haben auch nicht hier, sondern in unserem Bekanntenkreis ein Ehepaar da. Der Vater war in Auschwitz auch und der hatte dieses Syndrom, wo er keine feste Bindung machen könnte. Der war dann mehrmals verheiratet und auch oft zu Kindern so nicht richtig. Auch eine Sache, wo die Kinder drunter leiden. Sie möchten eine Beziehung und dann sehen sie, da geschieht etwas. Sie fühlen sich schuldig, weil sie denken, sie machen was falsch. In Wirklichkeit ist es nicht so. Die Eltern können in diesem Fall auch selbst nicht erklären, warum es gerade so passiert."

P2: „Sie nehmen einfach Abstand damit, weil weil sie noch im Kopf haben, dass wenn sie zu engen Kontakt haben, kann den Kindern dann vielleicht etwas passieren."

P1: „Dieses Beziehungsproblem, ich habe von mehren Menschen gehört, dass das auch ein Problem ist. Nicht nur diese Überlebensschuld des Überlebens, sondern auch diese Beziehung. Die haben Probleme, Beziehungen zu führen. Ich kann mich erinnern an einen Herr, der war auch in Auschwitz, der war hier bei uns auf fünfte Etage und dann ganz stark mit Alkohol. Der hat ganz stark getrunken."

P2: „Ja, jeder jeder geht damit so am besten um, wie er es am besten hinkriegt. Wie er es am besten kann. Einer fängt an Alkohol zu trinken, der andere schweigt einfach, der Dritte ist in der Lage darüber ein Buch zu schreiben."

P1: „Dazu kommen Aggressionen und sie sagen, sie sind hier keinem mehr etwas schuldig."

P2: „Auslöser kann alles Mögliche sein, wie sie gesagt haben. Das kann Licht sein, es kann die Dusche sein, es kann auch deutsche Sprache sein. Es kann sogar auch Musik sein."

P1: „Der Bewohner kann Tag täglich deutsche Sprache sprechen und plötzlich dann hören die auf."

I: „Und wie reagieren sie dann darauf, auf diese Auslöser? Die Bewohner, wie zeigt sich das dann?"

P2: „Er zeigt Aggression, zum Beispiel. Angst, Weinen, Verstecken."

P1: „Wir haben hier einen Bewohner gehabt, das ist schon vor langer Zeit, der hat auf einmal plötzlich und keiner hat gewusst, was Auslöser war. Der hat sich verbarrikadiert im Zimmer, Koffer gepackt, abholbereit. Zum Beispiel, das war der Auslöser. Man weiß nie genau, manchmal können das ganz simple Sachen sein."

P2: „Es kann auch etwas sein, was man sich im Leben nie vorstellen kann. Und das kann wirklich auslösend sein. Gerade ist das schwierig, wenn der Bewohner schon hier eine Zeit lang lebt, dann kennt man den Bewohner einigermaßen und dann versucht man, das Ganze auszuschließen. Und gerade, wenn die Bewohner neu kommen und man weiß es nicht. Dann kann es schwierig werden."

P1: „Das haben wir auch bei Demenzkranken. Zum Beispiel, diese Bewältigungsstrategie, wenn Bewohner krank war und ein Transport ins Krankenhaus nötig war. Ein Bewohner, der was erlebt hat, haben wir immer auch gesagt, bitte, also die Leute meinen das nicht böse, aber sie sagen dann: ‚So, jetzt hinlegen *(Befehlston)*.' Bitte vorsichtig, der Mensch hat KZ überlebt. Haben wir immer gesagt. Weil gerade bei Dementen ist sehr wichtig, bekannte, vertraute Umgebung. Und dann auf einmal wird der Mensch daraus rausgerissen. Muss zu irgendeinem Auto, Krankenhaus, Notaufnahme, wo alle so irgendwie hin und her laufen. Etwas viel reden. Das kann ganz schnell ein Auslöser sein. Und dann weiß gerade nicht, wo er gerade ist."

P2: „Er kann auch schon so darauf reagieren, wenn man nur sagt: ‚Transport zum Krankenhaus.' Wenn man Transport sagt, wenn man abtransportiert wird. Dann kann man auch schon drauf reagieren. Da muss man bei manchen Bewohnern einfach aufpassen, was man sagt und wie man es sagt. Das ist schon nicht unwichtig."

P1: „Und ich denke, auch wenn man etwas ausgelöst hat, dann grübelt man darüber auch später nach. Und da denkt man auch: ‚Scheiße, warum habe ich daran nicht gedacht.'"

I: „Aber man kann nicht alle Auslöser wissen."

P1: „Ja, aber das kommt. Das kommt dann trotzdem."

I: „Aber die Biographie zu kennen, ist doch fast unmöglich."

P2: „Nee, aber das ist ja auch das Problem, dass die Kinder es oft gar nicht wissen. So dass die es uns auch gar nicht mitteilen können, so dass wir auch die Fehler nicht wiederholen. Es kann uns gar keiner sagen."

P1: „Die Tochter von Frau X3 stand hier mit Tränen in den Augen, vor einem Jahr. Frau X3 begann und wir wissen nicht, was der Auslöser war. Weil sie alle so geliebt haben und alle gehen so mit ihr um. Sie hat gesagt, Papier, Papier und Stift wollte sie und dann hat sie auf Polnisch geschrieben einen Brief. An ihren Bruder, dann konnte uns auch die Tochter nicht erklären: ‚Bitte, du musst uns helfen, wir brauchen so und so viel Geld, weil dann können wir bezahlen und neue Papiere kaufen.' Und die Tochter stand da und ich habe der Tochter diesen Brief gegeben. Und sie war mit Tränen. Und die Frau X3 hat drei Tage diese Briefe geschrieben, wieder geschrieben, durchgestrichen und wieder geschrieben."

I: „Ja, bei der Frage Nummer 10, das haben sie ja vorhin schon gesagt, von den Demenzstadien her, inwieweit die Demenz die Erinnerung beeinflusst, sagten sie ja vorhin, das gerade im Endstadium der Demenz es Bewohner gibt, die ihre Umgebung während einer Retraumatisierung gut beschreiben können."

P2: „Die einfach so in dieser Situation stecken, die das Umfeld beschreiben können. Die beschreiben das nicht weil sie beschreiben wollen, sondern weil sie einfach da leben. Das ist ihre Umwelt. Sie sind dann komplett dort. Und somit können die gerade sagen, was da passiert. Was für ein Ereignis gerade stattfindet."

I: „Also ist es trotzdem unterschiedlich. Also es gibt welche, die sagen das, aber es gibt auch welche, die sagen gar nichts?"

P1: „Und ich denke, inwieweit beeinflusst die Demenz die Erinnerung. Je stärker Demenz, desto stärker auch irgendwie die Erinnerung."

P2: „Die leben einfach in der Vergangenheit."

P1: „Weil das was jetzt ist, mehr weg ist. Mehr verschwindet."

P2: „Die leben einfach in dieser Vergangenheit."

P1: „Wir sagen, so ein Mensch mit Demenz, der etwas Schlimmes erlebt hat, der erinnert sich, aber er weiß nicht, dass das schon war."

I: „Frage 11 ist: Wie arbeiten sie generell in ihrer Einrichtung, um Vertrauen und Sicherheit zu geben, um Stresssituationen zu versuchen zu vermeiden? Sie hatten ja schon gesagt, es ist halt schwierig, wenn man nicht alle Auslöser kennt und es deswegen halt zu Stresssituationen kommen kann. Aber wie wird so allgemein mit den Bewohnern umgegangen?"

P2: „Wir haben auf jeden Fall hier eine häusliche Umgebung-, Beziehungsgestaltung. Wir versuchen mit jedem Bewohnern umzugehen, als wären es unsere, weiß ich nicht, Vater, Mutter, Großvater, Großmutter. Schon sehr eng die Beziehung. Es gibt allerdings Bewohner, die das gar nicht wollen. Die sofort auf Abstand gehen und die das gar nicht wünschen. Es gibt aber auch Bewohner, die das durchaus schätzen. Auf jeden Fall, wir hatten einen Bewohner, der hat eine Tochter. Hat aber keine Enkelkinder. Aus irgendeinem Grund haben alle ihn Opa genannt. Und das hat ihm so Spaß gemacht und er war so glücklich, dass endlich jemand Opa zu ihm gesagt hat. Es gibt aber auch Bewohner, die sofort sagen würde: ‚Nee, nicht mit mir, ich will es nicht.' Und deswegen ist es schwierig zu sagen, wie arbeiten wir generell."

P1: „Und auf jeden Fall, wenn hier fremde Menschen in die Einrichtung hier her kommen, sagen diese immer schon nach kurzer Zeit, es ist eine Atmosphäre wie zu Hause. Also das sagen uns sehr sehr oft Menschen, die die Einrichtung zum ersten Mal betreten. Die spüren das."

I: „Ist es denn überhaupt möglich, mit dementen Menschen psychologische Aufräumarbeit zu machen? Also Therapien zu machen?"

P1: „Ich denke, das kann gerade ein guter Auslöser sein."

P2: „Also ein demenziell veränderter Mensch, der im KZ-Lager war, da hilft keine psychologische Arbeit. Kann ich mir nicht vorstellen. Man kann nur versuchen, wenn der Bewohner gerade in dieser Situation steckt, dann versuchen ihn da raus zu holen. Ob es einem gelingt, das ist eine andere Frage. Aber psychologische Arbeit, Aufräumarbeit, ist nicht möglich. Das kann man nicht nur bei einem demenziell veränderten, sondern auch bei einem gesunden Menschen nicht. Dieses Schrecken, was die Menschen da erlebt haben. Was da überhaupt abgelaufen ist, das kann man nicht aufräumen."

P1: „Ich vergesse nie die Äußerung von Frau X4. Als „Schindlers Liste" heraus kam und sie war in Auschwitz und dann hat sie gesagt, das, was man da gezeigt hat, es ist ein sehr guter Film. Und es gut, dass es so einen Film gibt. Und sie haben ihn sehr gut gedreht und sie wollte nichts Negatives über den Film sagen. Sie aber gesagt, es ist eine Gutenachtgeschichte. Im Vergleich zu dem, was da wirklich abgelaufen ist, aber da hat sie gesagt. Aber das ist nicht Schuld von den Schauspielern oder von der Regie, weil bei den besten Film könnte man nicht schaffen das darzustellen und das zu drehen. Man würde nicht im Leben schaffen einen Schauspieler auf so eine Stufe abmagern zu lassen. Und ich hab das verstanden, was sie gesagt hat. Aber so richtig mitgefühlt und so richtig verstanden habe ich das erst, als ich in Israel war, in Yad Vashem war. Also da wirklich und wirklich wirklich, so nah wie es möglich ist, soweit es möglich ist, das verstehen zu können, muss man in Yad Vashem gewesen sein. Das ist eine Gedenkstätte. Und da hängen auch im Original die ‚Schindlers Liste'. Da sind dann Bilder."

P2: „Auch wenn man das da sieht, kann man das als Schauspieler nicht darstellen."

P1: „Das sind originale Fotos, man sieht diese abgemagerten Menschen. Oder die haben das auch so gemacht, zum Beispiel, ich war mit meinem Mann in einer Kinderhalle, wo komplett dunkel ist. Komplett dunkel. Also wirklich so, dass sie nicht sehen können, wer innen steht. Und diese ganze Raum ist so benetzt, so wie mit kleine Leuchter, so wie Sternenhimmel. Und die haben den Eindruck, es ist unendlich. Es geht weiter unendlich. Und es werden immer im einem gleichen Zeitabstand Namen von Kindern vorgelesen, Namen von Kind, Alter, Herkunft und Land. Kinder, die im KZ vernichtet wurden. Wir sind raus gegangen, mein Mann und ich, und wir haben uns verloren. Wir haben uns richtig verlaufen. Wir sind raus und mir war richtig schlecht. Einfach, das ist, das ist Wahnsinn und deswegen und warum ich das alles sage. Ich kann mir ganz schwer vorstellen, dass das alles in irgendeiner therapeutischen Behandlung, therapeutische Maßnahme. Also ich denke, diese Leute können nie sagen, ich habe das verarbeitet. Nie. Weil ich kann mir das nicht vorstellen."

P2: „Können sie auch nicht. Die können vielleicht lernen, darüber zu sprechen, was einige machen. Aber komplett es zu verarbeiten, wenn man gesund ist und jung ist, weiß ich nicht, arbeiten geht, dann vergisst man das für irgendeinen Moment. Aber wenn man, das kann ich mir vorstellen, das ist auch das, was gehört habe, wo man dann wieder alleine ist, zu Hause ist, oder mit einer Frau zu Hause ist, die aber das Gleiche erlebt hat, dann fängt man wieder an. Ich sag mal, unfreiwillig darüber zu sprechen. Dann kommt das alles wieder hoch. Austherapiert zu sein, das geht schon gar nicht."

P1: „Diese Menschen haben Holocaust überlebt. Sie wurden befreit, aber sie bleiben für immer und ewig gefangen in der Zeit. Und die Zeit holt diese Menschen immer. Also so richtig, sie wurden befreit von Sklaverei, von Menschen, von Angst in diesem Moment. Aber so richtig befreit, so seelisch mental, wurden sie nicht. Und es kann keiner leider machen. Man könnte sie befreien aus einem Territorium, aus einem Lager, aber nicht aus eigener Seele. Aus dem Schmerz."

I: „Glauben sie denn, dass sie auf solche Situation wie Retraumatisierungen gut vorbereitet sind? Also in wie fern fühlen sie sich da sicher und wissen sie, ich hab die und die Möglichkeiten, wie ich da ran gehen kann oder versetzt sie das..."

P2: „Man kann nie darauf vorbereitet sein, jedenfalls meine Meinung. Kann man nicht, geht nicht, jeder ist anders. Bei jedem traumatisierten Menschen ist das irgendeine andere Situation, ein anderer Auslöser an das Erlebnis, geht anders damit um."

P1: „Also ich kann mir auch behaupten, wenn so was vorkommt, ich weiß, das es hier vorkommen kann und das ist die einzige Vorbereitung. Und darauf vorbereitet zu sein, cool zu bleiben und zu sagen: ‚Ok.‘ Jetzt haben wir die Situation X, Retraumatisierung. Folgende Maßnahmen sind aus dem Koffer zu holen. Geht nicht. Und das ist auch zu unterschiedlich. Und das zum Beispiel, ich komme in der Nachtwache zu einer Frau und wusste, sie war in Auschwitz und Todesmarsch hatte sie mitgemacht. Alles. Neben ihrem Bett hängt ein Bild. Ein ganz großes Bild. Und da ist ein Porträt, ein ganz großes Porträt. Einem Junge. Da ist da ein Bettgeiger um sich festzuhalten. Und dann schiebe ich das zur Seite und das kommt an diesem Bild dran. ‚Was machen sie, vorsichtig.‘ (hysterisch aufgebracht) Ich habe gesagt, da ist doch nichts passiert. Bleiben sie ruhig, es ist doch nichts passiert. Und dann kam eine Heulattacke. Und sie erzählt mir, von Anfang an hat sie mir erzählt. Ganze Anfang. Das war das Bild von ihrem 8-jährigen Sohn, der aus ihren Händen genommen wurde und gesagt wurde: ‚So, dein Sohn geht jetzt zur Gaskammer. Zack.‘ Sehen sie und wissen sie, wenn ich so ein Teil von Bett bewege, weiß ich auch nicht, wo das jetzt landet. Ich rechne nicht damit, dass es irgend ein Gegenstand. Aber es kann immer passieren. Ich weiß, die Frau hat KZ überlebt. Ich treffe die Vorsichtsmaßnahme, die Vorsichtsmaßnahme und dann treffe ich gerade das Bild von ihrem Sohn. Und das löst so was bei ihr aus. Man kann das nicht 100 % meiden, man kann nicht darauf vorbereitet sein.“

P2: „Die einzige Vorbereitung ist, wie du schon gesagt hast, man weiß, dass es passieren kann. Alles andere ist nicht absehbar. Man kann absolut nicht darauf vorbereitet sein, das geht nicht.“

I: „War die Dame auch schon demenziell verändert?“

P1: „Leichtgradig. Zeitweise. Aber so eigentlich, im Großen und Ganzen, noch gut klar. Orientiert.“

I: „Ich bin ein bisschen sprachlos. Das geht einem doch sehr nah. Ich wäre durch soweit mit meinen Fragen. Wenn sie jetzt natürlich noch etwas haben, was ihnen am Herzen liegt, was sie noch sagen möchten zu dem Thema, dann können sie das gerne tun. Ansonsten glaube ich schon, dass ich diese Fülle an Informationen für meine Arbeit sehr gut gebrauchen kann.“

P1: „Was mir zu diesem Thema also immer wieder in den Kopf kommt, zum Beispiel, wir waren in einer Weiterbildung. Da stellt man sich vor, da stellt man die Einrichtung vor und bei einer jüdischen Einrichtung erstmal immer Interesse. ‚Ja, gibt es so was und so.‘ Also zum größten Teil immer positive Interesse, kann ich nur sagen. Wenn man bei so einer Weiterbildung zwei Jahre zusammen verbringt, dann erzählt man und erzählt man. Und wenn zum Beispiel sagt so personelle Besetzung. ‚Ja bei euch gibt's so viel und da haben wir gesagt, okay aus dem Grund, langsam auch nicht mehr so, aber aus dem Grund, weil die Menschen andere Betreuung brauchen. Engere Betreuung. Und weil sie was Schlimmes erlebt haben.“ Und das ist so meine persönliche und das ist das dann, was mich so gestört hat, wo sich viele oft sagen: ‚Unsere Menschen haben auch etwas Schlimmes erlebt.‘ Wenn die Russen nach Deutschland kamen, wenn Deutschland bombardiert wurde. Wenn unsere Frauen von Russen vergewaltigt wurden. Das war doch schlimm. Sie haben eine Mitarbeiterin von uns, sie hat aber auch gesagt, was wir erlebt haben, das ist das, was mich zum Beispiel bei diesem Thema, so ein bisschen, für mich ist das schon irgendwie schon unverständlich. Das diese Menschen diesen Unterschied nicht verstehen.“

P2: „Das ist grundsätzlich, finde ich, traurig, dass man darüber ganz wenig weiß. Gerade junge Leute wissen absolut nicht viel. Die wissen, dass es irgendwann mal einen zweiten Weltkrieg gab, dass es so eine Adolf Hitler gab und mehr wissen die doch auch gar nicht. Das finde ich traurig. Weil ich denke, über so was muss man viel mehr erzählen, darüber muss man reden, damit so was sich nicht wiederholen kann.“

P1: „Sobald die Menschen halt vergessen, denke ich, um so mehr die Menschen vergessen, desto ist die Chance, dass so etwas wieder passiert wird. Weil man einfach vergisst und verdrängt, wie schlimm das ist. Einfach Angst gehabt zu haben, nur weil man Jude, Zigeuner, homosexuell war und aus dem Grund, weil ich so von Gott geschaffen wurde, deswegen umgebracht zu werden.“

P2: „Oder einfach eine körperliche Behinderung gehabt zu haben. Ich spreche schon gar nicht von einer geistigen Behinderung.“

P1: „Oder diese Dokumentationen, ich vergesse das nie. Es wurde etwas zum Überleben der Shoah gezeigt. Die Experimente, die mit Zwillingen gemacht wurden. Zum Beispiel aus normalen Zwillingen. Gab es im KZ so ein... wie hieß der Arzt?“

P2: „Ich weiß nicht mehr, wie der heißt.“

P1: „Auf jeden Fall ein Arzt, der Experimente gemacht hat und dann insbesondere mit Zwillingen auch. Also eine Thema. Zwillinge, was ist Zwillinge. Dann hat eine Frau erzählt, sie war selbst Kind auch ein Zwilling, und sie hat das erlebt und überlebt. Zwillinge, wo aus normalen Zwillingen siamesische Zwillinge gemacht wurden. Einfach zusammen genäht. Dazu haben wir einen Film gesehen, zwei Kinder, wie sie geweint und geschrien haben. Natürlich diese Nähte, das hat sich alles entzündet. Und sie waren aneinander. Deswegen sage ich, ich stoße immer auf ein bisschen, nicht Wut, sondern Bitterkeit, wenn die Leute sagen: ‚Unsere Menschen haben auch etwas Schlimmes erlebt.‘“

P2: „Sicher haben die auch etwas Schlimmes erlebt."

P1: „Krieg ist nie schön."

P2: „Das ist ja nicht so, dass jemand einfach so kam und die Menschen vernichten wollte. Das ist ja schon ein Unterschied. In Russland und in Israel weiß man sehr gut über die Thematik Bescheid. Aber alleine die Tatsache, dass im Krieg über 6 Millionen Juden vernichtet wurden, kann man einfach nicht bestreiten. Und diejenigen, die nicht vernichtet wurden, die wurden für ihr Leben einfach traumatisiert. Es waren keine normalen Menschen mehr. Die konnten kein normales Leben mehr führen."

P1: „Sie wurden, wie gesagt, körperlich befreit und bleiben seelisch gefangen. Die, die noch leben, sind es bis heute. Und die, die nicht mehr leben, waren es bis zu ihrem letzten Atemzug. Sie waren gequält, gefoltert, ihr Leben. Kann man so sagen."

I: „Haben sie vielen vielen Dank. Vielen Dank für das Interview."

P2: „Bitte schön."

P1: „Sehr gerne."

Interview mit der Pflegedienstleitung

(Handschriftliche Notizen in eigenen Worten)

I: „Glauben Sie, dass Ihre Mitarbeiter auf psychische Krisen (Retraumatisierungen) der Bewohner gut vorbereitet sind?"

PL: „Es gibt keine klar strukturierte Strategie, die allgemein gültig ist. Wir sind in der Gemeinde tätig und müssen empathisch individuell auf den Bewohner eingehen, da jeder ein besonderes traumatisches Erlebnis hatte und der Leidensdruck bei jedem individuell ist. Es gab Bewohner, die ‚nur' in einem Gefängnis gesessen haben und stärker traumatisiert wurden als KZ-Insassen."

I: „Wie bereiten Sie ihre Mitarbeiter vor?"

PL: „Jeder Mitarbeiter hat seine eigene Kapazität, Dinge aufzufangen. Die Biografie der Bewohner ist individuell und somit ist die Prävention der Mitarbeiter auch individuell. Es gilt der Ansatz des Pragmatismus. Wichtig ist, dass die Mitarbeiter Softskills mitbringen, aber vor allem das Herz am rechten Fleck haben. Die Grundvoraussetzungen sind ein hohes Maß an Empathie und Respekt."